암을 고치고 예방하는 110가지 방법

의학박사 **저르치 이르마이** 지음
김정숙(Markgraf)·양영철 옮김

암을 고치고 예방하는 방법은 알려진것만도 100가지가 넘는다. 그래서 자신에게 맞는 방법을 찾는 것이 무엇보다도 중요하다. 가장 좋은 치료법과 예방법을 찾을 수만 있다면 암도 얼마든지 고치고 예방할 수 있다.

건강신문사
kksm.co.kr

고령화 시대, 치매와의 공존을 위한 종합 안내서

치매와의 공존

최신 치료, 진단, 예방, 관리에서 경제적 준비까지

특별 취재팀 취재
의료평론가 윤승천 편저

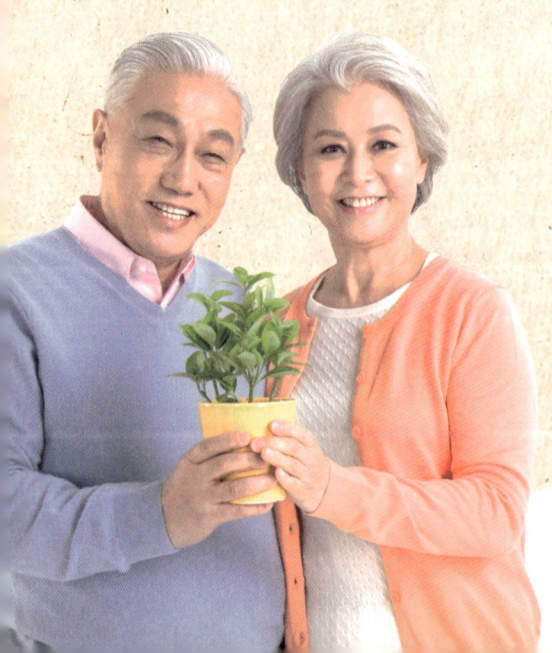

건강신문사
www.kksm.co.kr

전세계 대체의학의 선각자 막스거슨 박사의
암치료 식사요법의 비밀을 밝힌다.

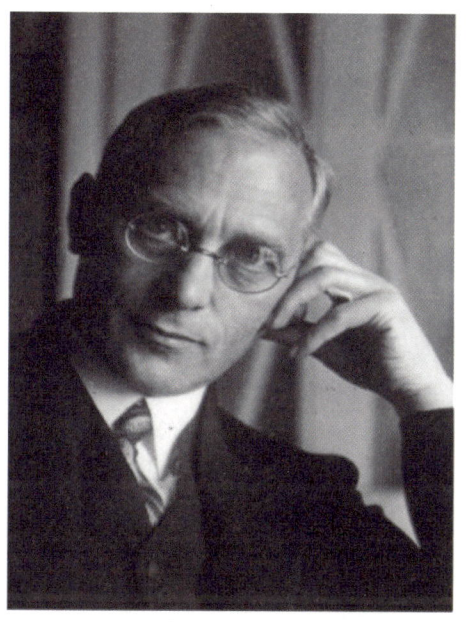

암을 고치는
막스거슨 식사요법의 비밀

의학박사 막스거슨 지음
한국자연건강학회 회장 김태수
의료평론가 윤승천 편역

건강신문사
kksm.co.kr

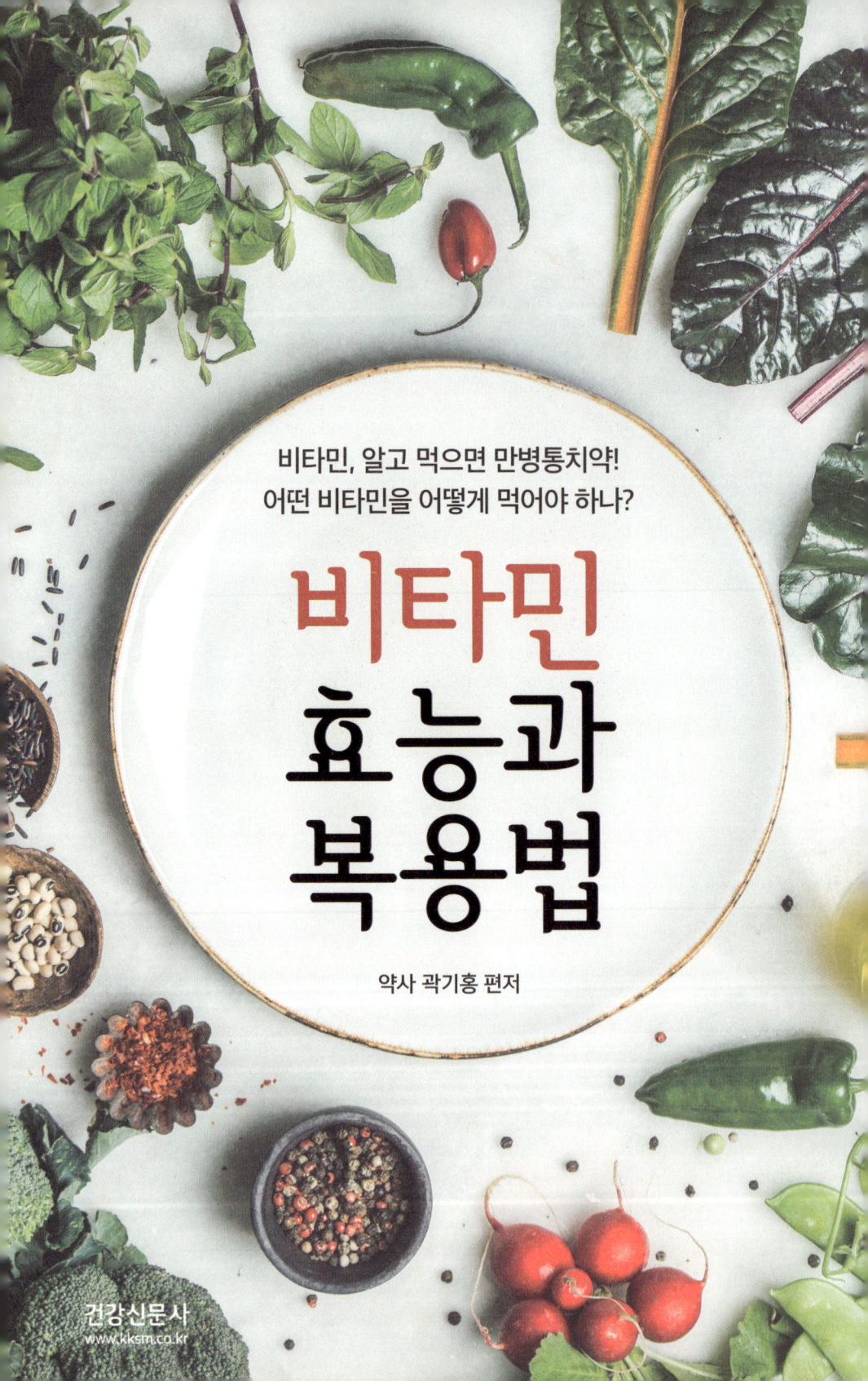

요료법의 기적

요료법의 기적

초 판	2005년 11월 7일
개정판1 쇄	2009년 7월 20일
개정판2 쇄	2010년 12월 20일
개정판3 쇄	2017년 08월 25일
편 저	편집부
발 행 인	윤승천
발 행 처	건강신문사
등 록 번 호	제 8-00181호
주 소	서울시 서대구 홍은동 400-1
전 화	305-6077(대표)
팩 스	305-1436
값	15,000원
ISBN	978-89-6267-041-7 (03510)

• 잘못된 책은 바꾸어 드립니다.
• 이 책에 대한 판권과 저작권은 모두 건강신문사측에 있습니다.
  허가없는 무단인용 및 복제 · 복사 · 인터넷게재를 금합니다.

요료법의 기적

miracle of urine theraphy

편집부 편저

건강신문사
www.kksm.co.kr

| 머리말 |

요료법, 그 불가사의한 기적

　　　　　　자신의 오줌을 직접 마시거나 몸에 바름으로써 질병을 치료하고 건강을 관리하는 자연건강법을 요료법 또는 오줌요법, 오줌건강법이라 한다.
　오줌을 영어로 urine이라 하고 요법을 theraphy로 번역하고 있어 오줌과 요법을 합성해서 urine theraphy 또는 요료법으로 명명하고 있다. 따라서 오줌건강법, 오줌요법 등도 모두 다 같은 말이다.

　역사적으로나 동서 고문헌에서나 요료법은 사실상 인류역사와 함께 질병치료와 건강관리법으로 이용돼 왔다. 뿐만이 아니라 전천후 생활용수로도 활용되었던 것이다.

우리나라의 경우도 이미 오래전부터 종교인이나 학문이 높은 학자 등 극히 일부 선각자들을 통해서 음성적으로 시도되면서 전해져 왔다.

기적같은 효능이 있지만 더럽고 냄새나는 노폐물 또는 배설물이라는 고정관념때문에 예나 지금이나 쉽사리 공개적으로 드러내기를 꺼려할 뿐인 것이다.

오줌을 마시거나 몸에 바른다고 하면 특히 요즘같은 시대 관점에서 보면 정상(?)이 아닌 사람으로 낙인찍힌다. 역겹고 혐오스러운 사람으로 치부해버리기 때문에 요료법을 실천하고 있으면서도 감출 수 밖에 없는 것이다.

그러나 이 책을 읽게 되면 오줌에 관한 무지와 무식, 편견이 얼마나 어리석은지를 깨닫게 될 것이다. 생각의 차이가 목숨을 구하고 인생을 바꾸게 한다는 사실도 알게 될 것이다.

한마디로 오줌만큼 기적의 효능을 보이는 만병통치약같은 물질은 지구상 어디에도 없다. 그만큼 쉽고 간편하게 언제 어디서나 실천할 수 있는 질병치료법과 건강관리법도 없다.

게다가 돈도 단 한푼도 들지 않는다. 그러니 세상에 요료법같은 요법이 또 어디있는가.

1990년대 초 국내에 한 용기있는 지식인이 공개적으로 요료법을 실천하고 있다며 실명과 얼굴까지 드러내면서 나섰다.

요료법의 기적같은 효능과 장점을 조목조목 거론하며 실천을 주장

했다. 서울대학교와 서울대 대학원을 졸업한 당대 최고의 지식인이 자신의 오줌이 질병치료와 건강관리에 최고라며 오줌을 마실 것을 권하고 나서자 사람들은 경악했다.

그가 바로 요료법 연구단체인 한국MCL 연구회 김정희 회장이다. 그후 당시 성균관대학교 교수이던 강국희 박사와 부산시 약사회장을 역임한 김용태 약사, 한의사인 배은성 원장, 내과의사인 성동일 원장, 서울교대 교수를 역임한 김기일 박사 등 지식인들이 잇따라 요료법 신봉자로서 공개적으로 나섰다. 크고 작은 세미나와 강연, 저서 등을 통해 요료법의 장점과 우수성을 널리 소개했다.

이들 모두 현직에 있으면서도 얼굴과 실명을 공개하며 오줌을 마신다고 공개적으로 나섰다. 그후로 요료법에 관한 세계학술대회가 인도, 브라질, 독일, 일본, 한국 등에서 열렸으며 매 대회때마다 전세계에서 수백명의 요료법 전문가들이 참석했다.

김정희 회장에 의해 요료법이 국내에 공개적으로 소개된지도 벌써 20년 가까이 됐다. 그사이 대한민국 거의 모든 언론에 요료법이 소개되고 요료법에 관한 학문적 연구로 두명의 박사까지 배출됐지만 여전히 요료법은 대다수의 사람들에게 생소한 자연건강법이다.

아직까지 더럽고 역겨운 민간요법이다. 오줌을 마신다고 하면 고개를 내젓는다. 그러나 이 책을 읽게 되면 그러한 고정관념이 바뀌게 될 것이다.

바뀌는 정도가 아니라 책을 읽어본 많은 사람들은 실제로 오줌을 마시기도 한다. 고학력자일수록, 사회적 지위가 있거나 지식인들일

수록 요료법을 쉽게 받아들이다.

지난 20여년동안 요료법을 실천하고 있는 현직 고위공무원, 전 국회의원, 대학교수, 의사, 약사, 한의사, 목사, 스님, 신부, 기업가 등 사회지도층 지식인들을 무수히 보아왔다.

이들 모두 불가사의한 요료법의 기적을 체험한 사람들이다.

현대의학에서도 오줌을 원료로 하거나 오줌에서 추출한 성분으로 의약품을 제조하는 경우가 허다하다. 항암제에서부터 혈전용해제, 피부연고제 등 다양한 의약품들이 현재 시판되고 있다. 오줌에서 추출한 항암성분으로 노벨의학상까지 받은 사례도 있다.

그러나 아직까지 인간의 힘으로는 오줌안에 포함된 그 무수한 성분을 다 밝혀 내지 못하고 있다. 앞으로도 영원히 오줌성분과 그 불가사의한 효능의 기전을 밝혀내지 못할 것이다. 그만큼 오줌은 불가사의한 성분과 효능을 지니고 있기 때문이다.

이 책은 지금까지 밝혀졌거나 알려진 요료법에 관한 여러 내용들을 취합한 소개서이다.

국내외의 여러 자료들과 세계요료법 학술대회 등을 통해 발표된 사례들과 체험자들의 증언 등을 토대로 일반인들이 쉽게 읽어 볼 수 있도록 엮었다.

요료법에 관한 국내외의 저서나 자료들을 보면 대부분 비슷한 내용이거나 중복되는 경우가 많다. 오줌의 성분과 효능은 단순하지가 않지만 요료법 자체는 사실상 아주 단순하기 때문이다.

간혹 요료법도 여러 사람을 거치면서 또는 저자에 따라 터무니없이 황당하거나 방법이 변질되는 경우도 있다. 이 또한 특별히 검증할 수 있는 방법이 없기에 독자 스스로 신뢰할 수 있는 책을 선택하는 길 밖에 없다.

요료법에 관한 어떤 책을 선택할 것인지는 순전히 독자들의 몫이다. 그 선택의 옳고 그름에 따라 자신의 건강도 달라질 수 있다는 사실도 명심해야 할 것이다.

시대를 앞서가는 깨인 지도자가 나온다면 요료법이 반드시 인류에게 구원이 되는 자연건강법이 될 것으로 우리는 확신한다. 이 책이 많은 사람들에게 읽혀졌으면 하는 바람도 바로 그런 점 때문이다.

2009년 6월
건강신문사 편집부

차 례

머리말

1부 요료법이란 무엇인가

1 요료법의 개요 ································17
  1) 오줌은 인체에 해가 없다. ··························20
  2) 오줌은 실제로 깨끗하다. ··························21
  3) 양수도 사실은 오줌이다. ··························23
  4) 오줌은 인체의 가장 정확한 정보원 ···············24

2 요료법의 의학적 검증 ·····················27
  1) 일본에서의 검증사례 ································27
  2) 오줌을 이용한 의약품 ·······························29
  3) 오줌의 성분과 효능 ···································33
      가. 오줌의 성분   나. 오줌의 효능

3 요료법의 역사 ································46

2부 요료법을 실천하는 방법

1 오줌마시기 ····································63
2 오줌마사지 ····································66
3 오줌관장 ·······································68
4 오줌단식 ·······································71
5 좋은 오줌 만드는 법 ·······················76

3부 요료법으로 치유되는 질병

1 당뇨병 ··· 89
2 종양과 암 ·· 96
3 고혈압과 뇌졸중 ·· 105
　1) 고혈압 ·· 105
　2) 뇌졸중 ·· 106
4 신장병 ·· 114
5 심장병 ·· 117
6 피부병 ·· 120
7 비만 ·· 124
8 에이즈 ·· 128
9 기타질병 ·· 132

　상처와 화상 / 전립선비대증 / 탈모증 / 성병 / 야뇨증 / 신장염 / 생리불순 / 성기능장애 / 두통 / 치통 / 치조농루 / 콧병 / 귀질환 / 황달 / 녹내장 / 백내장 / 류머티즘 / 기관지천식 / 신장질환 / 류머티열 / 관절염 / 약물과용 / 변비 / 발진 / 눈병 / 냉증 / 혈액순환장애

4부 요료법과 명현반응

1 명현반응이란 ··· 149
2 명현반응이 발생하는 이유 ······························ 151
3 명현반응의 증상 ··· 153
4 명현반응을 극복하는 질병 ······························ 158

5부 요료법의 기적 체험수기

1 신광수 선생의 요료법 체험담 ························ 163
  1) 요료법을 실시하게 된 동기 ······················ 163
  2) 요료법의 시행단계 ···································· 165
  3) 신체별 증상과 치료효과 ·························· 170
  4) 요료법 수행자로서의 소망 ······················ 178

2 이양구 목사의 요료법 체험담 ······················· 180

6부 요료법의 현황

1 국내외 관련단체 · 동호회 ·················· 207
1) 한국MCL연구회 ·················· 208
2) 생명수클럽 ·················· 210
3) 한국오줌건강운동본부 ·················· 210
4) 국외 ·················· 212

2 세계요료법 학술대회 ·················· 214
1) 제 1차대회 – 인도 ·················· 215
2) 제 2차대회 – 독일 ·················· 215
3) 제 3차대회 – 브라질 ·················· 217
4) 제4 차대회 – 한국 ·················· 218
5) 제 5차대회 – 멕시코 ·················· 218
6) 기디 아시아대회 –일본 ·················· 219

부록
요료법 관련 국내 언론보도 ·················· 223

1부

요료법이란 무엇인가

요료법이란 자신의 오줌을 직접 마심으로써 질병을 예방, 치유하는 것이다.

오줌은 병인으로 인한 인체의 대사계를 조절하여 기능을 정상화시키는 역할을 한다.

이는 오줌을 다시 마시는 과정에서 오줌의 성분이 목으로 통과하면서 세포가 이를 감지, 그에 대한 상세 정보를 뇌에 전달하여 면역계와 자연치유력을 활성화시킴으로써 건강을 회복하게 하는 원리이다.

1
요료법의 개요

      요료법이란 자신의 오줌을 직접 마심으로써 질병, 특히 현대의학에서 포기한 난치·불치병을 예방하고 고치는 방법을 말한다.

  이는 오줌을 다시 마시는 과정에서 오줌의 성분이 목으로 통과하면서 세포가 이를 감지, 그에 대한 상세 정보를 뇌에 전달하여 면역계와 자연치유력을 활성화시키며 또 오줌안에 포함된 여러가지 유익한 물질들이 인체에 재흡수됨으로써 건강을 회복하게 한다는 원리이다.

  인간은 일정한 상황하에 놓여지면 신체 기능이 그 이상 사태에 대해서 일정한 반응을 나타낸다. 이러한 반응은 일종의 방어형태로 나타나는데 이러한 방어반응에 의해 우리의 몸은 항상성을 유지할 수가 있다. 즉 이것은 모든 생물이 항상성을 유지하기 위해 지니고 있는 생명의 기본적인 능력이다.

   수면이 필요하면 자연히 잠을 자게 되고, 필요한 만큼의 수면을 취하면 자연스럽게 눈이 뜨인다. 추워지면 체온의 항상성을 유지하기 위해 모공이 수축해서 열의 발산을 적게 한다. 반대로 체온이 상승하면 땀을 내어서 체온을 발산시킨다. 이 활동을 자연 치유력이라고 한다. 이 자연 치유력이 충분하게 움직이느냐 움직이지 못하느냐에 따라 인간은 건강하게 살 수 있느냐 없느냐가 결정된다. 즉 자연치유력을 높이는 일이 곧 질병에 대한 예방이며 치료법이다. 자연 치유력과 매우 밀접한 관계에 놓여 있는 것이 바로 혈액이다.

   현재 시중에는 혈액 정화를 위해 갖가지 약품이 시판되고 있다. 그 중에는 혈류를 촉진하는 약품도 있으며, 혈전을 용해시키는 약도 있다. 그러나 화학성분을 합성하여 제조한 약품에는 그 나름의 부작용도 있는 것이 사실이다. 따라서 이러한 약제를 이용하여 국소적인 해결을 할 수는 있지만 근본적인 해결 방법은 되지 못한다.

   혈액을 정화하여 인체의 자연치유력을 회복하고 그 힘으로 질병을 예방·치료하는 자연요법의 한 방법이 바로 요료법인 것이다.

   오줌 속에는 외부의 적으로부터 대항할 수 있는 호르몬과 항체와 인체가 필요로 하는 여러 미량 성분들이 모두 들어 있기때문에 다른 부차적인 방법이 필요없는 효과적인 혈액 정화법이라고 할 수 있다.

   오줌이 더러운 것이라는 것은 잘못된 상식이다. 오줌은 혈액성분을 조절하기 위해 신장에서 혈액을 걸러서 나온 것이므로 혈액의 성분과 거의 같다. 균이 없을 뿐더러 매우 청결하다는 것이 의학적으로도 밝혀졌다.

　오줌은 또 여러 가지 우리 몸에 필요한 생리활성물질을 함유하고 있어 그 일부를 추출하여 의약품이나 화장품 등에 사용하기도 한다.

　요료법에는 마시는 것 외에도 마사지, 습포, 금식, 관장 등의 방법이 있으며, 질병의 종류에 따라 금방 받은 신선한 오줌에서 오랫동안 묵힌 오줌에 이르기까지 다양하게 활용된다.

　어린아이나 젊은 여자의 오줌을 마시는 것이 더 좋다는 말이 있지만, 자신에게는 자기의 몸에서 나온 오줌이 가장 큰 효험을 보인다.

　사람의 몸은 병과 싸워서 이기려는 자연치유력이 있는데, 자신의 오줌에는 이 자연치유력이 만들어낸 호르몬과 항암, 항균의 물질들이 가장 많이 함유되어 있다.

　일찍이 요료법에 긍정적인 선각적 의사들은 자기의 오줌이야말로 자신의 병을 낫게 하고 건강을 증진시키는 최고의 영약이라고 주장한다. 실제로 요료법을 실행에 옮긴 이들 중에는 난치·불치병을 극복한 이들도 적지 않다.

　초보자들에게는 오줌을 마신다는 것이 꺼림칙하고 더럽게 느껴지겠지만, 오줌이 자신의 건강을 지켜주는 '생명수'라는 사실을 깨닫기만 한다면 음뇨를 한다는 것이 그리 어려운 일만도 아니다. 큰 맘 먹고 오줌을 마셔 보라. 건강한 사람은 더욱더 건강해질 것이고 병약자는 병이 호전 될 것이다.

오줌을 마시는 양은 개인에 따라 다르겠으나 보통 질병의 예방과 건강관리를 위해서라면 하루에 반 컵 정도 마시면 된다. 그러나 병을 앓고 있는 환자는 한 컵 이상 마셔야 한다.

요료법을 처음 시도해 보려는 사람은 처음부터 많이 마시지 말고 소량으로 시작해서 차츰차츰 늘리는 것이 좋다. 이때 사용하는 용기는 유리나 사기, 도자기가 좋다. 어쩔 수 없는 경우에 한해서는 1회용 종이컵을 사용해도 무방하나 플라스틱이나 스테인레스로 된 용기는 사용하지 않는 것이 좋다.

오줌의 성분으로 인해 화학반응을 일으킬 수 있기 때문이다.

1) 오줌은 인체에 해가 없다

요료법을 대중화시키는 데 앞장섰던 일본의 내과전문의 나까오 료이찌 원장, 외과전문의 사노 원장 등은 자신들이 직접 요료법을 실천한 후 혈액 검사를 하고 나서 아무런 부정적 변화가 일어나지 않았다는 것을 여러 경로를 통해 보고한 바 있다.

특히 사노 원장은 자신의 부인이 갑상선암을 요료법으로 치유한 경험을 바탕으로 요료법으로 암환자들을 치료하는 의사로 일본뿐만 아니라 대만, 우리나라 등 아시아권에서 유명하다.

1986년, 스웨덴 외과의사 콕크 박사는 방광암 환자를 치료하기 위해 환자의 방광을 제거한 후, 대장으로 인공방광을 만들었는데 이 인공방광이 제대로 기능을 발휘하는지 관찰하는 과정에서 오줌의 독성 여부를 몇 년에 걸쳐 검사하였다. 그 결과 역시 오줌이 무해하다는 것을 입증하였다.

　오줌의 성분에는 요소, 요산, 크레아틴, 암모니아수, 마뇨산, 우로크롬 등이 있는데, 이러한 물질들은 각각 항산화 작용, 강장작용, 항암작용 등 인체에 꼭 필요한 역할을 한다.

　오줌의 성분 가운데는 물이 90 % 이상을 차지한다.

　물 다음으로 많은 양을 차지하는 것이 요소인데 요소는 이뇨, 살균작용과 함께 항균작용을 증진시키는 성분으로 인체에 전혀 무해하다.

　그밖에 크레아틴, 암모니아수 등도 포함되어 있지만 사람이 하루 동안 배설하는 오줌 속에 극히 미량이 들어있으므로 음용하더라도 전혀 문제가 되지 않는다.

2) 오줌은 실제로 깨끗하다

　　　　　　　일반적으로 오줌을 변과 함께 몸 안의 불필요한 찌꺼기로 만들어진 노폐물로 간주하는 것은 둘 다 배설의 의미를 갖고 있기 때문이다. 그러나 분명한 것은 오줌은 노폐물이 아니라는 사실이다. 오줌은 인체의 구석구석까지 다니면서 자신의 역할을 다한 혈액이 신장의 사구체에서 여과된 것이므로 균이 없으며 아주 깨끗한 것이다.

　음식물은 식도를 지나 위 속으로 들어가고 위에서 소화가 끝나면 십이지장으로 들어간다. 다시 소장에서 완전 분해된 영양소는 혈액으로 흡수되어 간장으로 들어간다. 이 과정에서 소화되지 않는 음식물과 나머지 가스는 대장으로 보내진다. 이것이 변이다.

대장에서는 소화액이 분비되지 않기 때문에 소화가 덜 된 영양물질에 있던 각종 세균이 침범해서 발효 분해가 된다. 대장에 들어간 변의 재료는 대장의 연동운동으로 직장으로 보내진 다음 항문을 통해 몸밖으로 배출된다. 따라서 대변은 음식물에서 영양소가 빠진 찌꺼기로, 세균에 의해 발효 분해된 노폐물이다.

그러나 소변은 이같은 소화과정과는 근본적으로 다르다. 소장에서 완전 분해된 영양소가 혈액과 함께 간장으로 들어가 대사작용을 거치면 체내에서 활동하기 쉬운 구조를 갖게 된다. 혈액 속에 녹아든 영양소는 심장을 따라 대순환을 거치면서 인체의 각 부분으로 보내진다. 이 과정에서 혈액은 인체를 이루는 각 세포에 영양소나 산소를 공급하는 여러 가지 호르몬이나 항체를 받아들인다.

인체에 흡수된 영양분은 혈관을 통하여 체내의 모든 장기를 순환하면서 마지막으로 신장에 이르게 된다.

신장으로 유입된 혈액은 사구체로 들어가면서 인체에 필요한 물질을 재 흡수하게 되는데, 이때 사구체絲球體에서 여과되어 방광을 거쳐 배설되는 것이 바로 오줌이다. 따라서 오줌은 혈액의 윗물 즉 혈청과 같은 것이며 맛도 수혈용 혈청과 같다.

그러나 일반적으로 소변도 노폐물이나 찌꺼기로 생각하기 때문에 소변에는 세균 같은 미생물이 많이 들어 있다고 생각하기 쉽다. 그러나 신장에 염증이 생긴 신우염 환자나 수뇨관의 감염증 또는 방광염 환자의 경우를 제외한 환자들의 소변은 매우 깨끗하다. 설령 오줌에 세균이 있다 하더라도 자신의 체내에서 배설한 오줌 한 컵에 들어 있는 세균의 수는 극히 소량이므로 마시더라도 위장에서 위산에 의해 깨끗이 살균되기 때문에 인체에는 아무런 지장이 없다.

3) 양수도 사실은 오줌이다

생명의 창조와 성장과정에 필요한 생명수는 제1의 생명수인 양수, 제2의 생명수인 모유 그리고 제3의 생명수인 오줌으로 구분할 수 있다. 모유와 양수에 대해서는 여기서 거론하지 않더라도 필요성과 가치를 웬만큼 알고 있을 것이다. 그러나 오줌에 대해서는 여전히 대부분의 사람들이 잘못알고 있다.

오줌은 우리 몸이 필요로 하는 비타민, 아미노산, 무기물, 탄수화물, 효소, 호르몬, 면역물질, 기타 생리활성물질 등 수많은 유기성분과 무기성분을 함유하고 있다. 특히 오줌 특유의 강력한 살균력과 항독작용은 치명적인 세균이나 바이러스 및 독소들에 대한 면역기능을 항진시켜 신체를 건강하게 무장시킨다.

자신의 오줌을 마시는 것만으로도 가벼운 질병을 치유한 사례에서부터 난치병 환자들이 기적적으로 완치되어 생명을 연장한 사례는 무수히 많다. 뿐만 아니라 건강한 사람도 오줌을 마시면 몸이 가벼워지면서 더욱 건강해짐을 느낄 수 있고 외관상으로 나타나지 않는 질병까지 미리 치료하고 예방하는 효과까지 얻을 수 있다.

몇 년 전 온 국민들에게 충격적이었던 삼풍백화점의 붕괴시 장기간 매몰되었다가 극적으로 구출된 사람의 증언에서도 놀라운 오줌의 효과가 입증됐다. 그 사람은 자기 옷에 배설한 오줌을 짜 마셨고 이로써 생명을 유지할 수 있었다는 것이었다.

당시 60대였던 그분은 그뒤 한 공중파 방송에 출연하여 그 사실을 증언하기도 했다. 이와 비슷한 사례는 또 있다. 강원도 장성 탄광붕괴로 매몰되었다가 구출된 사람의 경우도 자기 오줌을 받아 마심으로써 기사회생 할 수 있었다.

이처럼 오줌이 목숨을 지켜주는 생명수의 역할을 해낸 예는 세계적으로도 무수히 많은데 여기서 공통되는 결론은 오줌이 단순한 수분 공급 이상의 가치를 지니고 있다는 것이다.

인간은 누구나 어머니의 자궁 속에서 오줌을 마시면서 생명체를 유지해왔다. 그러므로 오줌은 태아 적부터 마셔온 신성하고 내 몸에 꼭 맞는 최상의 치유제이며 생명수이다.

양수가 곧 오줌이라고 할 수 있는 것이다.

4) 오줌은 인체의 가장 정확한 정보원이다

사람의 신체에는 약 50억 가닥에 달하는 혈관이 있다. 혈액은 이토록 많은 혈관을 통해 신체 조직과 세포의 구석구석을 돌면서 인체의 건강을 관리하고 영양분을 공급한다. 그런데 오줌 또한 신장에서 여과된 혈액의 일부분이므로 인체의 정보원이라고 할 수 있다. 이는 흔히 병원에서 건강검진이나 질병체크를 할 때 혈액과 함께 오줌을 채취했던 경험을 떠올려 보면 쉽게 이해될 것이다.

병원에서도 오줌으로 여러 가지 질병을 가려내 왔다는 것은 이미 잘 알려진 사실이다.

오줌의 맛, 오줌의 색깔, 횟수, 오줌의 양, 오줌을 배설할 때의 통증 등의 생체 자료를 통해 자신이 직접 자신의 몸상태를 점검해 볼 수가 있는 것이다.

오줌맛이 지나치게 짜고 쓰면 그만큼 혈액의 상태가 좋지 않은 것이다. 정말 먹기 힘들정도로 역겹다면 몸속에 그만큼 독소가 많은 때문이다. 질병이 없고 몸상태가 양호하면 오줌맛도 아주 부드럽고 마시기가 쉽다.

농부가 일하다가 밭에서 오줌을 누었는데 이상하게도 개미가 꼬여서 병원에 갔더니 당뇨병의 시초라는 진단을 받았다는 사례는 이미 흔한 이야기에 속한다.

당뇨병이야말로 오줌으로 쉽게 진단하는 가장 일반적인 질병중의 하나이다. 일단 당뇨병이라는 진단을 받으면 집에서 혈당측정기로 수치를 잴 수가 있는 것이다. 오줌의 당 검사는 오줌이 만들어지고 난 몇 시간 동안의 혈당치를 반영하는 것으로 보통 혈당이 180mg/dl 이상일 때 당이 검출된다.

혈뇨는 신장병의 중요한 정보가 된다. 혈뇨가 배설되면 소홀히 넘기지 말고 즉시 오줌검사를 받아야 한다. 혈뇨는 요도에서 콩팥까지 가벼운 질환에서 드물게는 신장암까지 다양한 질환으로 인해 나타나기 때문이다.

혈뇨는 아니지만, 침전으로 인해 붉게 보이는 짙은 소변은 날씨가 더워 오줌의 양이 적거나 열이 있을 때, 피로하고 수면이 부족할 때 누게 된다. 그밖에 구충제나 붉은 색의 음식물을 섭취해도 평상시보다 붉은 오줌이 나오기도 하는데 이것은 별다른 병변은 아니므로 걱정할 필요는 없다.

또한 오줌검사는 간에 이상이 있는지를 알아보는 가장 간단한 방법이기도 하다. 간장에서 담도를 거쳐 장으로 배설된 빌리루빈이 장내 세균에 의해 변화를 일으키면 우로빌리노겐이 된다.

우로빌리노겐은 장에서 흡수된 후 또 한번 간장에서 처리되는데, 간에 이상이 있을 때는 우로빌리노겐이 간에서 충분히 처리되지 못하고 혈액으로 흘러들어가 신장에서 다시 오줌에 섞여 배설되기 때문이다. 그 외에 오줌을 누고 났을 때 거품이 부글부글 끓어오르는 것은 장내 가스가 방광으로 나오거나 요로 감염이 있는 경우의 현상이다.

2
요료법의 의학적 검증

1) 일본에서의 검증사례

　　　　　　일본의 하야시바라 생물화학연구소는 바이러스 증식을 억제하는 인터페론의 개발을 위시하여 생명 과학분야에서는 최첨단 설비를 갖춘 세계적으로 유명한 연구소이다. 하야시바라 생물화학연구소에서 발표한 내용을 토대로 이 연구소의 하야시바라 사장이 오줌을 연구하기 시작한 동기와 연구 과정을 소개하면 다음과 같다.

　　하야시바라 연구소가 미국의 ACC동물의 약을 제조하는 회사와 공동으로 '천연형 인터페론'을 동물에 경구 투여經口投與하여 바이러스의 감염을 방지하는 연구에 착수했던 일이 있다.

인터페론은 바이러스에 감염된 동물의 세포에서 생산되는 항抗바이러스성 단백질로, 사람의 세포를 동물의 체내에서 증식시켜 만든 천연형 인터페론과 유전자 교체술을 이용하여 만든 인터페론 등 두 가지가 있다.

하루 1회 복용으로 항바이러스 작용의 효과를 얻을 수 있는 '천연형 인터페론' 제재가 에이즈 환자의 치료에도 효과가 크다는 것이 WHO 지정 병원의 임상 실험을 통해 알려지자 이를 사용하는 나라가 늘어나기 시작했다. 그러자 천연형 인터페론을 경구 투여했을 때의 효과에 대한 논란이 증폭되었고, 지금까지의 의학이 생각하고 있는 메커니즘과는 다른 근원에 의해서 효과가 나타나는 것이 아닌가 하는 의심이 일기 시작하였다.

이때 미개척의 요료법도 비슷한 취지로 연구 선상에 오르게 되었던 것이다.

하야시바라 연구소는 이미 십 수 년 전에 오줌으로 만드는 유로키나제에 대한 오랜 연구를 마친 바 있었고, 이를 통해 오줌이 청결하며 그 성분 또한 생체 내의 유효 물질이 용해되어 있는 혈액과 유사하다는 사실을 확인하였다.

따라서 인터페론도 생체 내의 물질이므로 당연히 오줌 속에도 들어 있을 것으로 추론했다. 그래서 인체 내에서 만들어지는 천연형 인터페론을 먹었을 때와 그 인터페론이 들어 있는 오줌을 마셨을 때에 병을 치유하는 메커니즘이 같을 수도 있을 것이라고 생각한 것이다.

지금까지의 의학 상식으로는 사람의 인터페론은 사람에게만, 쥐의 인터페론은 쥐에게만 효과가 있는 '종 특이성種特異性'이 있는 것으로 알고 있었으나 실험을 통해 알아낸 바에 의하면 사람의 인터페론은 어떤 동물에게나, 심지어 어류에까지 모두 효과가 있는 반면, 동물의 것은 사람에게 효과가 없다는 새로운 사실이 밝혀졌다.

한편, 사람의 오줌을 병든 쥐에게 먹여 보고 병든 쥐의 오줌을 그 쥐에게 먹이는 실험에서는 사람의 오줌 보다 쥐 자신의 오줌을 먹이는 편이 훨씬 더 효과가 좋은 것으로 나타났다.
이것은 자신의 오줌을 직접 받아 마셔야 좋다는 가설을 입증하게 하는 것이다.
하야시바라 연구소는 오줌의 질병 예방 및 치료효과에 관한 실험 데이터를 세계에서 가장 많이 축적하고 있는 연구소이기도 하다.
이 연구소의 한 자료에 의하면 오줌을 먹이는 그룹이 먹이지 않는 그룹보다 질병의 발병률이 60% 이하이고, 병의 회복 및 시간 등도 큰 차이를 나타내고 있다는 것이다.

2) 오줌을 이용한 의약품

오줌의 놀라운 효능이 점차 의학적으로 확인되면서 오줌의 성분을 추출한 의약품은 물론 화장품까지 속속 등장되고 있다.
오줌에 함유되어 있는 요산은 피부의 노화를 억제함과 동시에 천연보습제로서도 우수한 효능이 있다. 따라서 인공화학물 덩어리인 화장품을 사용하는 것보다는 자신의 오줌으로 얼굴이나 피부를 직접 마사지하는 것이 여러모로 이익인 것은 분명하다. 돈이 한푼도 들지 않으니 경제적인 것은 말할 것도 없고 살아 있는 동안 무한정 사용할 수도 있는 천연재료이다.

뿐만 아니라 생쥐의 오줌에서 고가의 항암 치료 보조제인 '인간조혈성장인자hGM-CSF'를 얻을 수 있는 길이 국내 의학자에 의해 열리기도 했다.

가톨릭의대 류재웅 교수팀과 김윤 교수팀은 생쥐의 방광세포와 인간조혈성장인자 유전자를 재조합시킨 뒤 이를 대리모 생쥐의 수정란에 삽입하여 hGM-CSF 유전자를 가진 형질전환 생쥐군##을 만드는데 성공한 것이다.

'인간조혈성장인자'는 세포 내에서 활동하는 중요한 면역반응인자로서 극소량이기는 하나 인체 내에서 분비되는데, 재생불량성 빈혈 등 난치성 혈액질환 치료 과정에서 백혈구가 저하되었을 때 투여하면 백혈구의 생성을 도와주는 아주 중요한 치료제이다.

연구팀은 인간조혈성장인자를 지닌 형질전환 쥐를 출산시키는데 성공하였고 자연교배를 통해 태어난 2세대와 3세대 생쥐에서도 절반 가량이 인간조혈성장인자 유전자를 가진 것으로 확인됐다고 발표했다.

그런데 여기서 주목해야 할 놀라운 사실은, 이 형질전환생쥐들이 1ℓ 당 0.2mg의 인간조혈성장인자를 함유하고 있는 오줌을 배설하는 것으로 나타났다는 것이다.

하여간 좋은 효능을 보이는 것은 분명한 사실이지만 1g당 소매가

격이 1억 5000만원에 달해 보통사람들이 혜택을 보기에는 시기상조인 것이 아쉬운 것은 사실이다. 이런 점을 감안한다면 자신의 오줌이야말로 얼마나 훌륭한 명약인가.

▶▷ 녹십자의 유로키나제

말초 동·정맥혈전증, 폐색전증, 급성심근경색, 뇌혈전증, 뇌경색 환자에 사용하는 약품으로 생리식염주사액에 용해시켜 정맥 주사하거나 또는 포도당주사액으로 정맥 주사하는 혈전용해제이다.

그러나 혈전용해제이기 때문에 출혈환자, 항응고제 치료중인 환자, 중증의 간질환, 출혈성 궤양환자는 주의해서 사용해야 하며 특히 지혈 처치가 곤란한 환자, 척수의 수술 또는 손상 환자, 동맥류 환자, 중증의 이식장애 환자에게는 투여할 수 없다.

일반적으로 뇌졸중환자의 응급치료제로 많이 알려져 있는데 이 원료를 바로 오줌에서 추출하고 있는 것이다.

▶▷ 혈전용해제

오줌에서 처음 추출한 유로키나아제를 이용해서 혈전용해제를 만든다.

혈전 용해제는 수술 후 나타나는 위험한 혈전을 차단하는데 쓰인다. 수술할 때에 혈관 벽이 파괴되면 터진 곳을 틀어막기 위해 혈소판이 활성화되면서 서로 달라붙어 응혈이 형성되는데 응혈에 의한 혈전이 혈관을 협착시키거나 막아 혈액의 흐름을 차단하게 된다. 혈전용해제는 이러한 혈전을 풀어 혈액의 원활한 흐름을 도모하는데 사용되는 의약품이다.

▶▷ 신세대 혈전용해제

영국과 스웨덴의 합작제약회사 아스트라-제네카사社가 새로운 혈전용해제를 개발했다. 이 약품은 현재 정형외과 등에서 주로 사용하고 있는 헤파린이나 와르파린보다 효과가 뛰어난 것으로 밝혀졌다.

무릎이나 고관절 치환수술을 받은 환자를 대상으로 실험한 결과 현재 주로 쓰이고 있는 혈전용해제 해파린 보다 다리 혈전 위험 차단 효과가 50% 정도나 더 높은 것으로 나타났다.

이같이 오줌성분에서 추출한 신세대 혈전용해제는 알약 또는 피하주사로 투여가 가능하며 헤파린이나 와르파린보다 훨씬 효과가 뛰어난 것으로 알려졌다.

▶▷ 캐무론

일본의 하야시바라 생물화학연구소에서 개발한 에이즈 치료약으로, 오줌에서 추출한 항 바이러스 물질인 인터페론이 사용된 것이다.

우리가 배설하는 오줌에는 미량이지만 천연 인터페론이 함유되어 있다. 따라서 오줌을 마신다는 것은 항상 항바이러스 효과가 확실한 양질의 인터페론을 공짜로 섭취하게 되는 것이다.

▶▷ 에이치피키트 Hp Kit : Chongkundang

우리나라 종근당 제약회사에서 위암, 위염의 원인균으로 확인된 헬리코박터 파이로리 Helicobacter pylori균의 진단용 시약으로 제조·

시판하고 있는 에이치 피 키트도 요소성분을 오줌에서 추출해서 만든 약이다.

▶▷ 맥그란로오숀 Macgran Lotion

동광제약회사에서 시판하고 있는 피부연고 맥그란로오숀 Macgran Lotion도 오줌에서 원료를 추출해서 만든 약이다.

가려움증과 건조한 피부 등에 효과가 있는 약인데 이같은 사실을 보면 오줌이 왜 피부미용에도 효과가 탁월한지 납득이 갈 것이다.

중외제약에서 시판화고 있는 브레핀정도 오줌성분으로 만든약이다. 이외에도 오줌을 이용한 의약품은 한 두가지가 아니다.

3) 오줌의 성분과 효능

가. 오줌의 성분

한방에서 사람의 오줌은 오래전부터 상약으로 취급되어왔다. 토혈이나 내출혈에 특히 효험이 있으며 폐를 강하게 하고 담을 삭혀주며 통증을 진정시켜줄 뿐만 아니라 강장효과도 크다. 특히 각종 눈병에는 동녀童女의 오줌으로 눈을 씻으라고 기록 되어있다.

일본의 의학서인 「국약본초강목」에도 사람 오줌의 각종효과 및 효능이 상세히 기록되어 있다. 「중약대사전」에도 '건강한 사람의 중간 뇨를 마시되 신선한 뇨 두 잔을 데워서 먹든지 혹은 약탕에 혼합해서 먹되 비장, 위의 질환, 설사, 소화불량인 사람의 뇨는 마시지 말라' 는 등 그 용법을 자세히 기록하고 있다.

이처럼 한방에서는 오줌이 약중에서도 가장 좋은 명약으로 문헌을 통해서도 확인되고 있는 것이다.

한편 지금까지 국내외의 여러 문헌들을 통해 밝혀진 오줌의 성분을 요약하면 다음과 같다.

① 요소

요소는 체내에서 단백질이 분해될 때 발생해 오줌으로 나오는 질소화합물로 냄새가 없고 차고 시원한 소금 맛이 특징인 무색 또는 백색의 결정성 분말이다. 세포 외액 속에 널리 분포되어 있는 물질로, 소화관에 들어가면 흡수가 빠르다. 신장의 사구체에서 100% 여과되지만 세뇨관에서 완전 재흡수 되지 않고 그 절반 가량은 오줌으로 배설된다.

요소는 조직 속에서 세포 외액에서의 전해질과 수분의 이동을 촉진하는 한편 세뇨관에서는 수분 흡수를 막는 작용을 하기 때문에 이뇨 효과를 나타낸다.

오줌을 마시면 곧바로 오줌을 누고 싶게 되는데 이같은 요소의 작용 때문이다. 단백질의 마지막 대사 산물인 이 물질은 지방을 분해시키고 다른 신체 분비물을 용해시키는 기능을 한다.

항균작용으로 상처나 감염부위를 낫게 하는 기능이 있고 괴사를 일으킨 조직이나 파괴된 조직이 부패하지 않도록 한다. 약간의 살균작용도 있기 때문에 설파민제와 병용하면 항균 효과가 증강되는데 특히 결핵균을 억제시키는 효과가 있다.

독성은 극히 적으며 이뇨 작용이 있으므로 네푸로제나 심부전 따위의 부종浮腫 치료에도 사용되고 있다. 치료약으로 사용할 때는 1회에 8~10g을 하루 4, 5회 복용하므로 1일 투여량은 약50g에 이른다.

사람이 하루 동안 배설하는 오줌에는 약 14.7g의 요소가 들어 있으나 200ml의 오줌을 마실 경우에는 불과 2g정도밖에 섭취하지 않기 때문에 인체에 결코 해롭지는 않다.

② 요산

동물의 내장이나 등푸른 생선에는 암을 일으키는 분자를 근본적으로 청소하는 과정을 돕고 노화를 억제하는데 탁월한 효과가 있는 퓨린이라는 물질이 있는데, 이 물질은 우리 몸에서 요산이라는 물질로 바뀌게 된다. 이것은 간에서 다시 요소로 바뀌어 독성이 제거된 후 오줌으로 배설된다. 요산은 백색으로 맛과 냄새가 없고 물에 미량이 용해되는 물질이다.

요산도 오줌에 극히 미량하루 총량 0.18g이 함유되어 있으므로 설령 하루에 한두 컵의 오줌을 마신다 해도 그것의 7분의 1을 섭취하는 것에 불과할 뿐 아니라 대사를 하는 과정에서 체내에 생긴 생체생성 성분이므로 전혀 유해하지 않다.

③ 크레아티닌

크레아티닌은 우리 몸에서 에너지로 사용된 단백질의 노폐물로, 인체를 비롯한 척추동물의 근육 조직 내에 유리되어 크레아티닌인산의 형태로 존재한다.

무색이며 물과 소금에 잘 녹는다. 근육 내에서 에너지로 사용된 후 신장에서 오줌으로 배설된다.

혈중 크레아티닌의 농도가 증가하면 증가할수록 신장장애가 크다고 보면 된다. 사람의 정상적인 크레아틴의 범위는 대략 0.5-1.2mg/㎗이며 여성이 좀더 낮다.

하루 전량의 오줌 속에는 약 0.58g정도밖에 들어 있지 않으며, 모두 음뇨해서 섭취한다고 해도 인체에 영향을 미치지 않는다.

④ 암모니아수

무색 투명한 액체이나 냄새가 자극적이다. 강한 국소자극작용局所刺戟作用을 하므로 농도가 진한 액체가 피부에 닿으면 발적發赤을 일으키고 화끈거리기도 한다. 오랫동안 그대로 두면 살이 썩기도 한다.

많은 양을 복용할 경우 구강이나 인두 및 위에 통증이 일어나고 심한 경우 위염을 일으켜 구토 등의 증세가 나타난다. 눈에 들어가면 결막염을 일으킨다.

암모니아 가스를 들이마시면 반사적으로 중추에 흥분을 일으켜 혈압 상승과 호흡 항진을 일으키는데 이 국소 자극을 이용, 반사적으로 기도 분비氣道分泌를 항진시켜 기관지염 막에서 탄산염이 분비되는 거담 작용을 촉진시키기도 한다.

그러나 하루 동안에 배설한 오줌 전량에 함유된 암모니아는 불과 0.49g 정도이고 한두 컵의 오줌에 들어 있는 것은 약 0.07g밖에 되지 않으므로 사람에게 해가 되지는 않는다.

이는 보통 거담 약으로 사용하는 암모니아하루 3회, 1회분 0.15~0.5g에도 훨씬 못 미치는 양이다.

⑤ 마뇨산

인체 내에서 식품 첨가물 등으로 섭취된 안식향산安息香酸이 간장에서 해독되어 요 중에 배설된 것이 마뇨산이다.

⑥ 유로크롬

정상적인 동물의 요중에서 황색 성분의 물질을 말한다. 신선한 오줌에는 유로크로모겐이라는 호르몬 성분이 들어 있다.

⑦ 유로키나제 Urokinase

강력한 혈전용해제로 혈관의 흐름을 도와 관상동맥의 심근유량을 증대시키는 성분이다.

⑧ 항 네오푸라스톤 Antineoplastone

정상세포에 별로 영양을 미치지 않으면서 암세포의 증식을 억제하는 인자로 부작용이 없는 천연적인 항암제 성분이다.

⑨ 다이렉틴 Directine

암세포의 활동을 방해하는 일종의 항암성분이다.

⑩ 알란토인 Allantoin

요산의 산화물로 상처치유를 촉진하는 질소화합물이다.

이같은 성분때문에 오줌의 상처 치유능력이 뛰어나며 효과가 있는 것이다.

⑪ H-11

암세포 증식을 억제시킬 뿐만 아니라 암세포의 공격에도 직접적으로 영향을 미치는 성분이다.

⑫ B-인돌초산 Beta-indol-acetic acid

육종 및 암종양의 증식억제와 활동을 방해하는 항암류 성분이다.

⑬ 3-메칠 그리옥살 3-methyl glyoxal

암세포의 파괴작용이 있는 항암성분이다. 이같은 성분 때문에 오줌이 암을 치료하고 또 예방하는 기적같은 효과가 있는 것이다.

⑭ EGF

상처가 난 세포나 조직을 회복시키고 조직을 재생시킨다. 오줌에 상처를 담그면 치료되면서 새살이 빨리 돋아나는 것이 이같은 성분 때문이다.

⑮ 고나드 트로핀성선 자극호르몬

정자 생산 및 월경 주기의 정상화를 촉진시키는 호르몬이다. 남성과 여성의 성적 기능을 향상시켜주는 성분이다.

⑯ 에리트로포이에틴 Erythropoietine, 적혈구 증식 인자

적혈구 증식을 촉진하고 신투석환자의 신성빈혈 치료에 쓰인다. 오줌이 빈혈 환자에게도 효과가 있는 것은 이런 성분 때문이다.

⑰ GH성장호르몬

생리활성 및 단백질 합성이나 연골발육의 촉진과 지방을 분해한다. 관절계 질환이나 비만질환에 효과가 있는 성분이다.

⑱ CGF Colony-Stimulating-factors, 코로니 자극인자

세포분해 및 증식에 유효한 성분으로 병든 세포의 처리와 새로운 세포의 재생을 돕는다.

⑲ 칼리크레인

말초혈관 확장작용을 하여 혈압을 강하시키는 '칼리진'을 유리시킨다. 오줌을 마시면 손발이 따뜻해지는 이유이며 혈액순환과 함께 혈압을 조율한다.

⑳ 트립신인히비터 tripsin-Inhibitors

점막성궤양의 예방 및 치료에 효과가 있다. 위장병·대장염 등에도 오줌의 효능을 가능하게 해주는 성분이다.

㉑ 프로스터그랜딘 Prostoglandins

출산 조절이나 임신에 사용되며 저혈압증에도 사용된다. 인체의 자정기능을 원활하게 해주는 역할을 하는 성분이라 할 수 있다.

㉒ S-인자 Fctor-S

안정적이고 자연스러운 수면을 유도한다.

오줌의 이런 성분때문에 불면증이 치료되며 우울증 등도 치료된다. 특히 오줌을 처음 마실 경우 졸음이 쏟아지는 것도 이 때문이다.

㉓프로테오제스 Proteoses
알레르기 반응 결과 생기는 면역생리 활성물질.
자가면역성질환의 치료가 가능하도록 해주는 물질로 인체의 자가면역력의 기능을 조율한다.

㉔ 요페프타이드 Urine Peptide or Poly Peptide
결핵균에 특히 면역력을 보이는 물질이다.

㉕ DHEA Dehydroepiandrosterone or Dehydroisoandrosterone
부신선에서 분비되는 완전자연산 스테로이드로 남성의 오줌에 다량 함유되어 있다. 지방세포의 분해를 도우며 항암작용과 함께 췌장의 베타세포의 기능에도 관여한다.
또한 골수를 자극하여 적혈구 혈소판, 단구, 마크로파-지, 임파구 등 골수에서 생산되는 세포의 재생을 돕기 때문에 재생불량성 빈혈 등의 치료를 돕는 성분이다.

㉖미네랄 Minerals
각종 식품에서도 얻을 수 있으나 오줌에는 여러 종류의 좋은 미네랄이 대단히 많이 함유되어 있다.
특히 오줌의 미네랄은 한번 체내에 흡수된 나머지가 다시 배출되는 것이므로 식품에서 섭취하는 것보다 인체에 훨씬 잘 맞으며 흡수도 잘된다.

㉗ 오줌버케

오줌을 오래두면 탁해지는데 이것은 요소가 오줌 안의 산소에 의해서 암모니아 성분으로 변하여 오줌이 강한 알칼리성으로 되기 때문에 풍부한 미네랄 성분이 용해되기 어려운 물질로 침전되는 것이다. 따라서 오래된 오줌은 탁하게 보이나 결코 썩은 것은 아니다. 암모니아 성분을 함유한 오래된 오줌은 피부에 바르면 외용으로 중요한 역할을 한다.

동의보감을 보면 침전되어 딱딱하게 된 것을 추석秋石이라 하여 매우 귀중한 한약재로 사용한다.

나. 오줌의 효능

전술한 것처럼 오줌속에는 인체에 필요한 온갖 물질들이 포함되어 있다. 그 물질들의 효능을 알아보면 다음과 같다.

① 면역항체 증강작용

홍역에 한번 걸리면 두 번 다시 걸리지 않는 것처럼 한번 어떠한 질병에 걸리면 그에 대한 저항력이 생겨 두번다시 걸리지 않는 항체가 생기는데 이것을 특이적 면역이라고 한다. 그 항체로는 백혈구 중의 임파구등이 있다.

오줌에는 질병을 치료하기 위한 정보가 입력된, 가장 유효한 항체가 들어있다. 자신의 오줌을 마시는 큰 의미가 바로 여기에 있다.
질병에 대항할 수 있는 항체를 만들어 면역력을 증강시켜 주는 것이다.

②호르몬 밸런스의 조정작용
호르몬은 체내에 있는 세포로만 만들어진 물질이다. 극히 소량이며, 특정한 세포에 활동해서 자연 치유력을 조정하는 기능을 하고 있다.

호르몬을 분비하는 기관을 내분비샘이라고 하는데, 하수체, 송과체, 갑상선, 상피 소체, 뇌샘, 췌장, 정소, 난소, 신장, 시상 하부, 말초 신경 등으로부터 생성되고 있다. 오줌에는 이같은 호르몬이 다량 함유돼 있을 뿐만 아니라 체내의 균형을 조율해주기도 한다.

③ 혈류촉진 작용
오줌의 성분 중에서도 가장 주목받는 물질이 몇 가지 있다. 그중의 하나가 칼리크레인이다.

이 물질은 1925년에 독일의 외과 의사인 페리 박사가 발견한 것으로, 개에게 인간의 오줌을 주사하면 혈압이 강하한다는 사실을 발견하였다. 특히 발견 당초부터 혈압 강하 작용 등의 약리 효과 때문에 주목받는 물질로 널리 알려져 있다

이 칼리크레인은 순환계 작용 효소로 췌장, 갑상선, 신장, 오줌, 혈액 등에 널리 분포돼 있는 물질이다. 단독으로 작용하기보다는 프로스터글랜딘계 등과 상호 관련해서 혈액의 순환 조절에 중요한 역할

을 하고 있다.
그 역할을 구체적으로 살펴보면 다음과 같다.
▲ 생체 고유의 순환계 작용 효소이며, 뛰어난 혈관 확장 효과가 있다.
▲ 순환 혈액량을 증가시켜 말초 세포로의 영양 보급을 촉진한다.
▲ 순환계의 대사를 개선해 순환 장해를 개선한다.

즉 혈류를 촉진시키고, 순환 장해가 있는 말초 혈관의 혈액 흐름을 촉진해서 체내 구석구석에까지 영양소와 효소를 원활하게 운반할 수 있도록 한다. 이런 작용때문에 손발이 저리거나 수족냉증의 경우 오줌을 마시면 효과가 기적같다. 오줌을 마신 뒤 30분 정도 지나면 혈액의 흐름이 좋아 손발이 따뜻해진다.

④ 혈관 확장 작용

오줌 성분 가운데 가장 신비한 물질이 프로스터글랜딘이다. 생체 내에서 생산되는 생리 활성 물질로, 최근 의학계에서 가장 주목받고 있는 물질이다. 칼리크레인과 함께 상호 보완 작용을 하며 혈관 확장, 혈압 강하 작용을 하는 호르몬이다.

혈류의 흐름을 조절해 안정적인 혈압 상태를 유지하게 해준다.

⑤ 혈전 용해 작용

오줌 속에서 발견된 플러스미노겐 활성화 인자의 하나인 유로키나제는 신장에서 생산되어 오줌을 통해 배설된다. 유로키나제는 혈전을 용해하기 위해서 매우 중요한 물질인데, 오줌 속에는 유로키나제가 많이 함유되었기 때문에 오줌을 마시면 혈전이 용해되어 심근 경색과 협심증인 사람에게 뛰어난 효과가 있다.

이 성분을 이용한 의약품이 시중에서 유통되고 있기도 하다. 혈액 순환 장애로 인한 뇌경색, 심장병 환자들에게 유용한 물질이다.

⑥ 조혈작용

건강한 오줌 속에는 존재하지 않고 재생 불량성 빈혈 환자의 오줌 속에만 발견되는 물질이 에리트로포에틴이다. 이 물질은 후기 적아전추 세포에 특이적으로 작용하여 분화, 증식해서 적혈구 작용을 보인다. 이 물질은 특정한 질병일 때에만 배설되는 물질이다. 그것은 어떤 특정한 질병에 대해 호르몬 분비가 이루어지고 있다는 증거로, 이는 곧 자신의 오줌 속에는 자기 자신 특유의 질환 변조에 의해 호르몬이 분비된다는 것을 의미한다. 자신의 오줌이 자신의 질병에 가장 효과가 좋은 것이 바로 이같은 작용때문이다.

⑦ 이뇨작용

프로스터글랜딘이 이뇨 효과가 있기 때문에 오줌을 마시면 오줌이 상당히 잘 나오며, 체내 정화에 도움이 된다.

오줌을 마신 뒤 얼마안돼 소변이 누고 싶은 생각이 드는 것이 이 때문이다.

⑧ 수면작용

미국 하버드 대학 의학부 연구에서 수면 중에 발생하는 'SPU' 라는 요성 수면 물질을 발견했다. 그리고 이물질이 면역 기능을 강화한다는 사실도 알아냈다. 이런 작용때문에 불면증 환자에게도 오줌이 탁월한 효과가 있는 것이다.

 오줌의 효능이 이처럼 불가사의 한 것은 과학이나 의학이 아무리 발달하고 첨단화해도 종류조차 알 수 없을 정도로 많은 호르몬과 항체 등을 일일이 합성할 수가 없기 때문이다.
 몸상태에 따라, 또는 질병에 따라 그에 맞는 물질을 생성해서 대항하려는 오묘한 인체의 작용을 과학이나 의학이 결코 다 해결할 수가 없는 것이다.
 더구나 개개인마다 모두 다른 체질과 몸상태이기 때문에 평균적인 수치를 기준으로 생산해 내는 각종 화학약품과는 비교조차 할 수가 없다.
 자신의 오줌이 사실상 자신에게는 만병통치약이라는 것을 먼저 깨달은 수많은 선각자들은 체험으로 증명하고 있는 것이다.
 이 책에서 나열한 오줌의 효능도 사실은 헤아릴 수 없을 정도로 많은 효능 중에서 극히 일부분일 뿐이다.

3 요료법의 역사

　　　　인도에서 요료법에 관해 기록된 오천 년 전의 문서가 발견되었다. 인간이 오줌을 사용한 것이 이미 수천년의 역사를 지니고 있음을 말해 주는 이 문서는 다마르·탄트라라는 불교 경전의 일부로 '시밤브·알파·비히 젊어지기 위한 음뇨의 방법'라고도 한다.

　시밤브는 '시바신의 물'이란 뜻인데, 시바신은 인도인들이 숭배하는 수많은 신들 중 최정점에 있는 신으로 '행운'을 뜻한다고 한다.

　이들 사이에서 시밤브를 마시는 행위는 곧 행운의 물을 마시는 행위로 이해되는데, 실제로 참선하는 인도인 가운데 요료법 실천자가 많다.

　제1회 세계 요료법 학술대회가 인도 당국의 지원으로 1996년 인도에서 열린 사실도 특이할만하다. 한편 이 문서에는 시바신이 요료법에 관한 이야기를 그의 처에게 알려주면서 이에 대해 비밀을 지킬 것을 당부했다고 적혀있다. 그 일화가 구전되는데 내용을 간추리면 다음과 같다.

"…시바신과 바바티는 행복한 결혼생활을 영위하고 있었다. 그러다가 세월이 지난 어느 시점부터 이들 사이에 불화가 싹트기 시작했다. 바바티는 자신은 점점 세월의 두께가 쌓여만 가 젊음이 예전만 같지 않은 데, 남편 시바신은 마치 세월을 정지시켜 놓은 듯이 여전히 싱싱한 젊음을 유지하자 질투심이 치밀었다.

바바티가, '도대체 당신이 젊음을 남달리 유지하는 비결이 뭐냐'고 물었지만 시바신은 '비밀이니 말해줄 수 없다'고 했다. 바바티는 서운하고 야속했다.

그럴수록 이들 부부의 금실은 금이 가고 있었다. 바바티는 고의적으로 집안 일을 태만히 했지만 별효과가 없었다.

음식을 성의없이 만들어 맛을 떨어뜨려 보기도 하는 등 별 짓을 다해 보았지만 남편은 무반응을 보였다. 바바티는 급기야 남편에게 잠자리를 허락하지 않았다. 시바신은 이것만은 견딜 수가 없었고 드디어 자기의 비밀을 발설하게 되었다. 자신은 비밀리에 오줌을 마셔왔고 자신의 활력 넘치는 생명력의 근원은 다름이 아니라 오줌에서 비롯된 것이라고…"

요료법은 과학이 발전하기 이전부터 수많은 영적인 수도자들의 경험을 통해 전해져 왔다. 현대에 이르러서는 각 종교지도자들 뿐 아니라 학계, 의학계, 연예계, 스포츠계, 정계, 산업계, 문화계, 언론 등 다양한 계층의 저명한 인사들이 자신들의 경험을 토대로 한 요료법의 효능을 알리고 있다.

특이한 사실은 첨단의과학을 이끌고 있는 미국, 독일, 일본, 프랑스 등 선진국에서 이미 더 많이 보급되고 있다는 것이다.

오줌은 아주 오래 전부터 풍요를 약속하는 거름으로, 또 세제와 약용 등의 민간요법으로도 널리 사용되어 왔다.

다음은 세계 여러 나라에서 오줌을 사용한 예의 기록이나 구전되어 오는 글들이다.

* 유럽에서 전해지고 있는 여러 고서에 의하면 고대 희랍이나 고대 로마 등에서도 오줌을 약으로 이용했다고 한다.

* 3세기에 서진西晋의 진수陣壽가 편찬한 정사 삼국지의 위지魏志편에 오줌의 쓰임새가 다양하게 기록되어 있다고 한다.

읍루족, 물길족, 흑수말갈족 등의 동북아시아의 여러 민족들은 수통을 마련하듯이 집안에 오줌통을 마련해 두고, 빨래는 물론 몸과 두발 세척까지 오줌을 이용했다는 것.

생각만 바꾸면 현실적으로 불가능한 일만은 아니다.

* 고대 로마인들도 오줌으로 세탁을 하고 염색에도 오줌을 이용했다고 한다. 길거리에는 오줌을 모으는 오줌통이 있었으며 세탁장도 길거리에 있었는데 이는 세제인 오줌을 쉽게 구하기 위해서 였다고 전해진다.

로마제국시대에는 오줌이 상품이 되어 거래가 되기도 했다고 한다. 옛날 초등학교나 고속도로 휴게소 등지에서 오줌을 수거해가던 시절을 생각해보면 이해가 될 것이다.

* 낙농국가인 네덜란드의 틸부르크란 마을에는 〈오줌통〉 항아리를 들고 있는 남성 상像이 있다.

틸부르크는 가난한 마을이었는데 마을주민들이 양털로 모직을 짜고 손기계로 옷감을 짜서 내다 팔았다. 그러다 보니 점점 마을산업으로 발전했고 마을에는 드디어 직물공장까지 들어섰다.

그런데 모직물을 정제하기 위하여 오줌이 필요했는데 이를 해결하기 위해 공장 측에서는 노동자들한테 오줌을 사서 썼다.

노동자들은 생활의 터전을 얻을뿐만 아니라 온 가족의 오줌을 모아다가 공장에 내다 팔게 돼 부수입까지 얻게 됐다.

그래서 틸부르크 마을은 숙명적으로 내려오던 가난을 벗을 수가 있게 되었고 그에 감사하기 위해서 동상을 세워 후대까지 기렸다. 틸부르크 원주민들은 이 동상을 이름하여 〈항아리와 소변인〉이라고 부르게 된 것이다.

* 아일랜드 인들도 털 제조품의 품질을 좋게 하기 위해 오줌을 매염제로 사용했다고 전해지는데 이 처리법은 특히 중미대륙의 인디언들이 많이 사용했다고 전해진다.

* 시베리아 인들도 가죽을 단단하게 만들기 위해 오줌을 이용했다고 하며 에스키모 인들은 그들의 피부를 단련시키기 위해 오줌을 모아 사용했다고 한다.

오줌의 탁월한 피부미용효과를 그들은 이미 오래전에 알았던 모양이다.

* 인디언 족인 시노크스 족은 '시노크 올리브'를 즐겼다는데 시노크올리브는 정신을 몽롱하게 하고 기분을 좋게 하는 일종의 최음 환각제였는데, 그 비법은 사람의 오줌에 도토리를 다섯 달 동안 담가두었다가 사용하는 데 있다는 것.

* 오줌이 물이 귀한 곳에서 물 대신 사용 할 수 있는 대용품이라는 사실은 동서고금을 통해 너무나도 많이 알려진 사실이다.

* 고대의 모든 민족들이 사람과 동물의 오줌에 대한 가치에 대해 알고 있었다고 하는 문헌도 전해지고 있다. 1917년경 영국과 불란서 등지에서는 부인들의 손을 오줌에 씻어야 부드러워진다는 이야기가 널리 퍼져 있었다고도 한다. 옛날 우리 조상들도 겨울철 손발이 트면 요강속에 손을 담가 치료하기도 했다.

* 고대 아프리카에는 우유 그릇을 오줌으로 씻는 풍습이 있었다고 한다.

* 캘리포니아 인디언 어머니들은 기후로부터 아이들을 보호하기 위해 숯가루에 오줌을 섞어 발랐다고 한다. 고대 스페인에서도 사람들이 오줌으로 씻는 것이 관습이었다고 한다. 오늘날 유행하고 있는

숯가루 요법을 병행한 모양이다.

그들은 그때부터 오줌으로 양치질을 했다고 전한다. 이는 오줌이 입과 치아를 튼튼하게 만드는 기능을 한다고 믿었기 때문이었다. 중세기 독일의 약사들도 오줌으로 양치질을 할 것과 오줌과 모래를 섞어서 이를 닦을 것을 권장했다고 한다.

* 5세기 때 송宋의 범엽范曄이 편찬한 후한서後漢書에는 오줌이 강정제로 탁월한 효과가 있다는 감시甘始의 이야기가 나온다. 조조曹操가 감시에게 '정력에 좋은 묘약이 없겠느냐'고 묻자, 감시는 오줌의 효능에 대해서 설명을 해 주었다.

그러나 조조는 반신반의하여 이를 시행하지 않았으나, 그의 아들 조식曹植은 그 효능을 체험하고부터는 꾸준히 시행하여 백살까지 살았다고 한다. 조식이 무병장수하고 정력 또한 천하 제일이어서 그의 주변에 언제나 많은 여성들이 들끓었던 것도 바로 요료법 덕분이었던 것이라는 것.

* 허준이 지은 동의보감 탕액편湯液篇을 보면 오줌이 뇌출혈에 효과가 있으며, 정력제로 사용된다고 기록되어 있기도 하다.

* 조선 중기의 대표적인 실학자 이수광의 지봉유설芝峰類說 식물편에 보면 오줌은 기침, 폐, 심장질환에 속효가 있고, 한 노인이 나쁜 병에 걸려 40년 동안 자기의 오줌을 마셨더니 용모가 젊어지고 병이 없어져 자신의 오줌을 마시는 것을 윤회주輪回酒라고 한다는 기록이

있다. 그러니까 회춘을 원하는 노인은 자기의 오줌을 받아 마시면 가능하다는 사실을 이수광은 그때 이미 터득한 모양이었다.

* 컬트문화 가운데 도루이드교에서도 오줌을 이용했다고 전한다. 옛 도루이드교의 승려는 정기적으로 실신상태에 빠지는 의식이 있었다고 한다. 그 의식을 실천하기 위해 환각증상을 일으키는 '마법의 버섯'을 사용해 왔다.

이 버섯에는 환각물질 외에 간장을 해롭게 하는 독물질도 들어 있었다. 때문에 나이 많은 승려 가운데에는 젊은 사람에게 그 버섯을 먹게 하고 대신 버섯을 먹은 젊은이의 오줌을 받아 마시는 게 공공연한 관례였다. 튼튼한 장기를 통해 독극물질은 걸러지고 환각물질만 오줌으로 배설되었고 노승은 그 오줌을 받아먹은 후에 아무 탈 없이 실신의식을 치러낼 수가 있었다고 전한다.

* 오줌의 치료효과에 대해 비교적 언급이 많아진 것은 18세기부터이다. 파리의 한 치과의사는 오줌을 훌륭한 가그린제라고 칭송했고 독일의 의사가 황달, 수종, 인후염, 안질, 탈모 등에 오줌이 효과가 있다고 쓴 것도 이 무렵이다.

* 19세기에는 미국이나 유럽에서 요료법을 피하주사로 시험해 보았다는 기록이 전해지기도 한다.

* 1940년대 독일의 한 의사는 천연두에 걸린 아이에게 오줌관장

을 한 경험을 책으로 기록하여 남기도 했다.

 * 1960년대에 비타민 C의 발견으로 노벨상을 받은 A·센트·졸즈박사는 오줌에서 〈3-메칠그리옥살〉이라는 물질을 분리해 냈다. 이 물질이 암세포를 파괴한다는 사실이 증명되었다.
  오줌이 암의 예방과 치료에 탁월한 효과가 있음이 의학적으로 확인된 것이다.

 * W·폴은 그의 저서 〈치유하는 마음〉에서 태아가 양수에 떠 있을 때 수술을 받게 되면 상처가 잘 낫고 상처의 흉터도 미미한데 반해 태아가 출생한 후에 똑같은 수술을 받으면 흉터가 크게 생겨 완전히 없어지지 않는다고 전해 오줌의 효과를 간접적으로 시사하기도 했다.

 * 영국의 여배우 사라·마이즈는 매일 한 컵씩 자신의 뇨를 마신 것이 자신의 건강과 아름다움을 유지하는 비결이었다고 말하고 있다.

 * 〈자기 뇨에서의 치료〉의 저자인 스위스의 U. 하스라 의사는 요료법에 대해 다음과 같이 말하고 있다.

 "요료법의 효과는 뇨 중의 많은 물질에 있다. 뇨 중에 함유된 물질의 놀라운 다종·다양성을 보고 있으면 뇨의 효과가 이해된다. -중략– 사람은 누구나 다 체내에 치유 요인을 가지고 있으며 그것을 '내부힐러' 내부치유자 라고 나는 부른다. 이 체내體內 의사는 대단한 인텔리이며 체내의 모든 생명체가 건강을 유지하도록 원하고 있다."

* 짚시족 이나 에스키모인 들은 지금도 오줌을 샴푸 대용으로 쓰고 있다고 한다.

* 1993년에 독일의 부테난트Butenandt박사는 오줌에서 성호르몬을 발견한 공로로 노벨 화학상을 수상했다.

* 일본에서 자신의 요료법 체험을 맨 처음 소개한 사람은 카메라맨 미야마쯔씨였다.
 그는 캐나다의 인디언 마을에서 취재하던 중에 심한 허리 통증을 앓았다. 그때 인디언으로부터 요료법을 배워 한 달 가량 실천하고 나니 통증이 말끔히 가시는 효과를 보았다고 술회했다. 그러나 일본에서 요료법의 붐을 일으킨 사람은 나까오 료이찌 내과의원 원장이다.
 그는 2차 대전 때 군의관으로 있으면서 요료법으로 만성 임질 등의 각종 질병을 치료했다.
 그는 이 때의 경험으로 요료법의 효능을 많은 사람들에게 알리는 데 힘썼다. 그 후 일본은 어느 나라보다도 요료법을 실천하는 인구가 많으며 연구도 활발하다.
 나까오 료이찌 박사는 요료법의 대중적 창시자로 사실상 공인된 요료법의 세계적 권위자이다.

* 인도의 전 수상 데사이 씨도 오래 전부터 요료법을 실천했던 것으로 알려져 있다. 그는 한 컵의 오줌으로 아침식사를 대신할 만큼 적극적인 실천자였다.

그는 아침에 신선한 오줌의 중간뇨를 받아 마신 후, 오줌으로 눈을 씻고 몸 전체를 마사지한 사람으로 유명하다. 그 결과 나이보다도 훨씬 탄력 있는 피부와 생기 있는 눈빛 그리고 무엇보다도 왕성한 기력을 소유하게 되었다.

그가 95세때 장수할 수 있었던 비결이 바로 요료법이었다는 사실이 타임지 기사로 소개 되었을 때 많은 사람들이 놀랐었다. 데사이씨가 처음 요료법을 접하게 된 것은 영국의 자연요법가 암스트롱J. W. Armstrong의 '생명수'라는 책을 통해서였다. 지금은 요료법이 서적, 방송, 인터넷 등 다양한 매체를 통해서 알려지고 있지만 대중화되기 전에는 충격 그 자체였기 때문이다.

* 인천 용화사의 송담 스님은 설법을 통해 오줌이 인간에게 얼마나 유익한가에 대해 설파하셨다고 한다.

다음은 송담 스님의 말씀을 옮겨 적은 내용이다.

" ... 사람은 살아있는 동안에는 건강해야 한다. 건강해야 가정도 평안하고 행복하며 법회에도 참석할 수 있다. 대개의 병은 마음에서 생기는 것이므로 마음을 다스리면 돼지만 어떤 병은 외치外治만해도 되는 경우가 있고 또 내치內治만해도 되는 경우가 있으며 경우에 따라서는 내치와 외치를 동시에 해야하는 경우도 있다. 그러나 사람의 건강을 다스리는데 있어서 가장 중요한 것은 근본을 잘 다스리는 것이다. 그 근본은 바로 마음이다.

남을 원망하는 마음을 돌이켜서 참회하고 미워하기보다는 용서하고 감사하는 마음을 가져야 하며, 그것에 보태서 좋은 의원을 만나고 좋은 약을 쓰면 병은 급속히 회복될 것이다. 아무리 좋은 약을 먹어도 마음이 편하지 않고 남을 저주하고 스스로 괴로워하면 아무런 약효가 나타나지 않는다.

3000년 전에 부처님이 사랑하는 출가 제자들에게 가르쳐 주신 좋은 약 하나를 소개하겠다.

너무나 좋은 약이어서 몇 번이고 생각하고 연구해보면서 여기에 대하여 많은 책을 읽고 공부하였다. 부처님이 출가 제자들에게 귀한 말씀을 주신 것인데, 나의 참다운 제자들은 이 네가지 법도를 지켜야 하느니 라고 하셨다.

첫째, 분소위를 입어라. 걸레, 쓰레기 헌옷, 피묻은 헝겊을 주워서 깨끗이 빨아 입어라. 새 옷을 입더라도 뒤쪽에 헝겊 한 조각을 덧대어서 헌옷임을 표시하라.

둘째, 먹는 것은 걸식을 해라. 얻어먹는 것이 복이 있느니라. 많이 얻었으면 많이 먹고 적게 얻었으면 적게 먹어라. 인도에서는 일곱집만 얻으면 하루를 먹는다.

셋째, 잠은 나무 밑이나 돌 위에서 자라.

넷째, 병이 나면 부란약을 먹어라. 부란약은 오줌이다. 병이 나면 오줌만을 먹도록 법문에 분명히 쓰여 있다 … "

* 암스트롱이 성서의 잠언 5장 15~17 말씀을 읽고 성서에서 말하는 물이 오줌이라는 것을 깨달았다는 이야기는 요료법을 하는 이들 사이에서는 유명한 일화이다.

  그는 성서를 읽은 그때부터 아무 의심이나 회의 없이 자신이 직접 오줌을 마시면서 체험한 효능을 연구하여 마침내 '생명수'라는 책을 써 많은 사람들에게 영향을 미치게 되었다.

  이 외에도 무너진 탄광 속에서나 지진이 일어난 재해 지역에서 자기의 오줌을 받아 마시고 생명을 연장한 사례는 여러 나라에서 전해지고 있다. 오줌이 생명수라는 사실이 목숨이 경각에 달린 재난을 통해서도 확인되고 있는 것이다.

  요료법은 이 외에도 세계 여러나라의 수많은 선각자들의 노력을 통해 후대에 이어지면서 질병으로부터 고통받는 많은 사람들을 구하고 있다. 특히 최근에 이르러서는 세계 여러나라의 많은 지도자급 인사들과 지식인들이 앞장서 학술대회와 대중강연을 통해 일반인들에게 널리 알리고 있다.

  나노와 부속품처럼 장기를 이식하고 있는 첨단과학의 시대에 오히려 가장 원시적이라 할 수 있는 요료법이 시대와 국경·인종을 초월하여 확산일로에 있는 것은 그만큼 오줌의 불가사의한 위력 때문이 아니겠는가.

2부

요료법을 실천하는 방법

처음에 나오는 오줌과 제일 끝에 나오는 오줌은 두 숟갈 정도는 버리고 중간뇨를 받아서 마신다.

오줌을 받는 용기는 스테인리스나 플라스틱 제재보다는 유리컵이나 도자기 등이 좋다.

요료법을 실천하는 방법

오줌을 언제부터 얼마만큼 마시는 것이 좋은가에 대한 정답은 없다. 다만 일찍 시작하여 많이 마실 수록 좋다고 전문가들은 말하고 있다.

어떤 사람은 죽을병에나 걸린다면 시작해 볼 용의가 있다고 하지만 아무리 오줌의 위력이 대단하다 해도 오줌이라는 것이 수명이 다된 사람을 살리는 마법의 약은 아니다.

너무 때가 늦어서 신체조직이 망가지고 회복불능 상태에 빠지면 오줌을 아무리 퍼마셔도 소용이 없다. 다만 다행인 것은 우리 몸이 자생력을 가지고 있기 때문에 일시적으로 고장이 나더라도 스스로 재생하는 힘이 남아 있다면 회복의 길은 열려있다.

그렇기 때문에 요료법은 수명이 다한 막다른 순간보다는 그래도 스스로 활동할 수 있는 기력이 남아 있을 때 실천해야 효과가 있다.

이처럼 요료법이라는 것은 자기 수명을 다 할 수 있도록 도와주는 건강관리법이다. 마치 기계에 기름을 치는 것과 같다.

건강은 건강할 때 지키라는 말은 요료법에도 마찬가지이다.

1
오줌마시기

 요료법은 누구나 생각만 바꾸면 아주 간단하다.
 요료법을 실천하면 몸에 좋으리라는 기대는 가지면서도 왠지 꺼림직해서 혹은 효과에 대해 반신반의하는 심정이라면 쉽게 실천할 수 없는 것은 당연하지만 어쨌든 부정적인 마음이 강하다면 서두르지 않는 것이 좋다.
 요료법을 실천하려면 오줌에 대한 선입관부터 바꾸는 것이 우선이다. '오줌은 혈액이 여과되어 나오는 깨끗하고 위생적이며 종합적인 생약으로 내 몸에 딱맞는 이로운 물질.'이라는 확신을 갖는 것이 무엇보다 중요한 것이다.

 오줌의 맛은 자극적인 음식을 섭취하거나 고기를 많이 먹거나 술을 먹었거나 하는 등 무엇을 먹었느냐 혹은 어떤 식습관을 가졌느냐에 따라 맛이 다르다. 그러나 대개는 약간 쓰고 짜면서 한약 비슷한 냄새가 난다. 다만 분명한 것은 못 먹을 정도는 아니라는 것이다.

처음에 나오는 오줌과 제일 끝에 나오는 오줌은 두 숟갈 정도는 버리고 중간뇨를 받아서 마신다. 오줌을 받는 용기는 스테인리스나 플라스틱 제재보다는 유리컵이나 도자기 등이 좋다.

오줌의 성분으로 인해 화학반응을 일으킬 수 있기 때문이다.

초기에는 냄새 때문에 다소 역겨움이 일수도 있는데 이때 커피를 타서 같은 양의 오줌을 섞어 마시거나 동량의 계피 또는 생강물을 섞으면 거부감을 줄일 수 있다. 또한 수용성 프로폴리스나 포도즙과 섞어 마셔도 오줌냄새가 사라지고 상승작용으로 인한 효과도 노릴 수 있다.

얼음을 띄우거나 생수에 희석시켜 마시는 것도 무방하다. 따뜻한 것보다는 찬 것이 마시기 수월하므로 냉장고에 넣어두었다가 마시는 것도 현명하다.

이렇게 하여 일정한 적응기간을 가진 후 거부감이 일지 않으면 받는 즉시 그대로 마시면 된다. 이때부터는 오줌만 한 컵 정도를 마시면 된다. 가능하면 규칙적으로 아침의 첫 오줌을 마시는 습관을 들이는 것이 좋은데 아침의 오줌에는 수면 중인 밤 시간에만 생성되는 멜라토닌 이라는 유익한 호르몬이 함유되어 있기 때문이다.

건강한 사람이 예방목적으로 마실 때에는 매일 아침 한번만 마시면 된다. 그러나 환자라면 아침 첫 번째 오줌은 물론이고 가능한 여러 번을 마시는 것이 좋으며 어떤 경우에든 단기간에 효과를 보려하지 말고 상용으로 장복해야 한다.

분명한 사실은 환자나 건강한 사람이라도 하루종일 나오는 자신의 오줌을 모두 다 마셔도 문제가 없다는 것이다.

오줌이 정말 더러운 노폐물이고 인체에 해로운 찌꺼기라면 수천년 동안 세계 여러나라에서 그렇게 수많은 사람들이 마셨고 또 지금도 마시고 있는데도 왜 아무런 부작용이 없는가.

오줌을 마셔서 병을 고치거나 건강해졌다는 사람은 헤아릴 수 없이 많지만 오줌을 마시고 죽거나 병이 악화됐다는 사람은 없지 않은가.

2
오줌마사지

　　　　　오줌을 받아서 마시고 양치질을 한 후 손바닥에 묻혀 눈, 코, 귀에 넣고 나머지로 얼굴, 목, 머리, 항문, 사타구니, 팔, 다리, 배꼽, 생식기 등을 씻는 것이다.

　실제로 한번 경험해보면 오줌에 대한 혐오감이 없어질 뿐만 아니라 오히려 매끌매끌한 오줌이 몸에 닿으면 신비한 생명의 에너지를 받는다는 느낌이 들 것이다.

　머리를 오줌으로 감으면 탈모예방에도 좋고 비듬도 없어지며 오래 실행하면 머릿결이 부드럽게 윤기가 도는 것을 경험하게 될 것이다. 마사지용 오줌은 신선한 것보다는 오히려 누은 지 오래된 오줌이 좋다.

오줌으로 맛사지 한 후에는 약 30분 정도 후에 물로 씻어내면 된다.

오줌을 병이나 옹기에 저장해 두었다가 쓰는 방법도 좋다.

마사지를 하기 전에 오줌병을 뜨거운 물에 담가 두었다가 알맞게 데워지면 납작한 사기 그릇에 따라서 손바닥에 묻혀내어 이마부터 얼굴 전체를 마사지하고, 양손은 심장을 향하여 원을 그리듯이 둥글게 문질러나간다. 머리에서 발끝으로, 발끝에서 위쪽으로 마사지하듯 하면 된다.

오줌마사지가 끝나면 한 시간정도 그대로 둔 채 휴식을 취하고는 샤워를 한다. 비누사용은 금물이며 체온과 비슷한 정도의 맹물로 헹군다. 비누로 씻어내면 의미가 없다는 것을 유념해야 한다.

이렇게 오줌 마사지를 하면 전신에 쌓여 있던 독소가 말끔히 제거되는 것은 물론이고 비타민이나 효소 등의 영양분이 몸의 곳곳에 스며들어 내 몸에 딱 맞는 훌륭한 천연 바디로션 역할을 하는 것이다.

벌레 물린 곳, 무좀, 건버짐, 비듬, 여드름, 알레르기 등에는 일주일정도 숙성시킨 오줌을 면으로 된 천을 이용하여 습포를 하면 효과가 있다. 오줌습포는 피부를 통해서 오줌을 재흡수하는 것으로 훌륭한 영양크림이 된다.

면으로 된 천으로 환부나 마사지 부위를 덮은 후 전기패드나 찜팩 등으로 따뜻하게 해주면 더욱 효과적이다.

3

오줌관장

　　　　　관장은 변비로 인한 복부 불쾌감 경감, 장의 내용물 배출, 장내 가스 제거 등의 목적으로 항문으로부터 직장 안으로 수분을 주입시키는 방법이다. 숙변이 쌓여 독소나 가스가 생기면 복부가 팽만하게 되고 식욕이 부진하며 구토에다 발열이 일어나며 두통 등이 동반된다.

　　증세가 심한 경우에는 통과장애通過障碍로 인한 장폐색증, 장벽의 반흔瘢痕 등 위험한 지경에까지 이르는 경우도 일어난다. 이럴 때 관장이 필요하다.

　　자연의학에서는 변비나 숙변을 대단히 위험하게 생각한다. 변비,

숙변으로 인한 독소가 혈액으로 유입돼 온갖 질병을 유발하기 때문이라는 것.

입에서 항문까지 연결된 소화기관을 쭉 늘어뜨리면 마치 고무튜브와 같다. 음식물이 통과하는 소화관의 내부 점막은 외부의 피부와 같은 보호기능과 흡수기능을 갖고 있으며 그 외에도 외부로부터 들어오는 오염된 환경물질로부터 몸을 보호하기 위하여 특별한 임파조직이 분포되어 있고 전신의 면역체계와도 연결되어 있다.

외부에 가까이 위치하고 있는 인후부는 이물질이나 세균의 혼입에 대비하여 면역담당세포가 들어있는 임파조직이 매우 발달되어 있어서 해로운 물질이 들어오면 즉각 반응하여 처리한다.

대장 벽에는 숫자상으로나 종류상으로나 뇌에 뒤지지 않을 정도의 수많은 신경세포가 분포되어 있고 그것이 가지를 쳐서 복잡한 신경회로망을 구축하고 있다. 그렇기때문에 여기에 관장을 한다며 양잿물이 섞인 비눗물을 타서 사용하는 것은 위험천만한 일이다.

오줌을 마실때 오줌이 인후부의 면역세포를 자극하여 체내의 세포를 활성화시키는 것과 같은 효과를 관장으로도 얻을 수 있다.

관장할 경우에는 오줌이 창자에 머무는 시간이 길어지기 때문에 구강으로 마시는 것보다 유기체의 흡수가 훨씬 용이하다 할 수 있다.

관장은 소주잔으로 한잔 정도의 오줌만으로도 충분하다.

치질환자에게는 이 방법이 가장 직접적으로 효력을 발휘할 수 있는데 실제로 여러 명의 치질환자, 탈홍, 치루 중증환자들이 항문으로 오줌을 넣어 치료한 바 있다. 항문으로 오줌을 넣을 경우 시판되고 있는 관장기 또는 주사기를 사용하면 된다.

도저히 오줌을 마실 수 없는 사람이나 아기들에게 권할 수 있는 관장법으로는, 세배 정도 희석시킨 글리세린이나 약용비눗물을 혼합하여 시도하는 방법이 있다.

이때 신생아는 안전성에 좀더 신경 쓸 필요가 있는데 오래된 오줌에 올리브유를 묻힌 종이로 꼰 끈으로 항문을 자극하여도 만족할만한 효과를 얻을 수가 있다.

그러나 어떤 이물질을 주입시키기보다는 본인의 오줌을 직접 사용하는 것이 여러모로 좋다.

주목할만한 사실은 우리나라와는 달리 프랑스, 독일 등 유럽등지에는 오줌으로 관장을 할 수 있는 여러 용기들이 시중에서 판매되고 있다는 것이다.

선진국이라는 나라에서 오히려 더 앞서가고 있는데 독일의 한 휴양마을인 게스펠더에서 개최된 세계 제2차 요료법 학술대회장에서 프랑스의 의료기기 제조회사들이 자신들이 개발한 최신 오줌관장기를 학술대회장에서 공개하여 관심을 모으기도 했다.

4
오줌단식

요료법의 최고 경지는 오줌단식이다.

단식이란 자발적으로 음식을 제한하고 물과 내부에 축적된 영양과 에너지만으로 신체를 유지하는 것을 말한다. 다시 말해 스스로 치료할 수 있는 자연적인 힘Self Healing Power이 되살아날 수 있는 신체적 여건을 조성해 주는 것이다.

단식은 예로부터 장기를 맑게 하고 그 기능을 튼튼하게 하기 위한 의학적 이유에서 행해왔다.

요료법을 실천하는 사람이라면 오줌과 생수만을 마시며 쾌적한 환경에서 명상을 하면서 금식하는 것이 좋다. 이를 통해 몸 안의 노폐물을 씻어내고 소화기계통과 각종 면역기관의 휴식을 통한 기능활성화를 유도하여 질병의 치료효과를 높일 수가 있기 때문이다.

건강한 사람이라면 매주 하루만의 단식으로도 체내의 노폐물을 제거시키고 육체적·정신적으로 최상의 건강상태를 유지하는데 무리가 없다. 1년에 일주일에서 열흘씩의 단식을 3회씩 정기적으로 할 수 있다면 관절이나 근육부분에 쌓인 노폐물 찌꺼기까지도 완전히 제거할 수 있다.

물론 단식을 하는 데에도 전문가의 도움은 필요하다. 일반적인 단식과 마찬가지로 무리하고 무계획적인 오줌단식은 오히려 건강을 해칠 수도 있으니 유의해야 하며 단식이 끝난 후의 회복기에는 음식 조절에 더욱 각별히 신경을 써야 한다.

가급적이면 여러 사람이 모여 함께 하며 의견을 나누는 것도 좋다.

단식의 요령은 여러 방법이 있다.

단식을 7일 동안 한다고 가정하면 예비단식 감식기간 7일, 본 단식 7일, 보식 기간 증식기간 7일로 하여 21일간 음식조절을 해야 한다.

예비단식 7일은 8부죽 물 20%+밥 80%에서부터 시작하여 7부, 6부… 하는 식으로 점점 묽은 미음 형태로 밥의 양을 줄여 나간다. 보식 기간에는 그 반대로 서서히 밥의 양을 늘려가면 된다.

1) 단식 중에 나타나는 명현반응

단식하는 동안 우리의 몸은 말끔하게 대청소가 되면서, 몸이 호전되는데 따른 여러가지 반응이 일어난다. 이를 명현반응 또는 호전반응이라고 한다.

단식을 하다보면 대개 눈이 침침해지기도 하고 어지럼증이 일며 머리가 무겁고 전신이 나른해진다.

입에서는 심하게 구취가 나고 입안이 깔깔해지는데 이런 현상은 혀를 통해 독소가 배출되기 때문이다.

첫날부터 3일째까지는 심한 배고픔에 시달리게 되지만 이 고비만 넘기면 그 다음부터는 견딜만해진다.

단식 5일째에는 많은 양의 숙변이 배설된다. 이 또한 사람의 체질에 따라 여러 양태여서 댕글댕글한 염소 똥 만한 크기에서 많게는 양동이로 한가득 쏟아지기도 한다.

몸 여기 저기에 뽀루지가 돋기도 하고 치통을 앓는다든지 귀앓이를 하는 등 전에 없던 병을 다시 앓기도 한다. 그러나 단식기간이 끝나면 이러한 증상들도 말끔히 없어지며 단식전 보다 몸이 개운해짐을 느낄 수 있다.

2) 세계적인 석학들이 말하는 단식

역사적으로도 단식의 효용적 측면에 대한 기록이 많이 발견되고 있는데, 단식이 정신과 육체의 건강을 도모하는 하나의 자가의료행위라는데 의견이 일치된다.

다음은 문헌에 기록된 단식에 관한 내용들이다.

* 음식 공급이 중단되면 배고픔이 발생합니다. 그러나 이 시기에

인체에 숨겨진 놀라운 기능이 작동하게 되는데 간에 쌓인 노폐물과 독소가 제거되고 피하지방이 소모되며 근육의 일부도 감소합니다. 그러나 심장, 혈액, 뇌신경은 놀랍게도 정상적으로 유지합니다. 단식은 몸을 정화시키고 조직을 개선하며 독소를 배출하는 놀라운 기능을 합니다.

- Dr. Alexis carrel -

* 사람에게 병이 생기면 가장 먼저 단식을 고려해야 한다. 온갖 치료를 다 해본 후 마지막으로 단식을 선택해서는 안 된다. 심혈관 장애, 고혈압, 면역장애, 섬유종, 천식환자에게 먼저 단식이 시도 될 수 있도록 해야한다.

- MD. joel Fuhrman -

* 단식은 정신 능력을 높여준다

- 피타고라스 -

* 누구나 자신의 내부에 의사를 가지고 있습니다. 우리는 단지 그 의사가 활동을 할 수 있도록 도울 뿐입니다. 우리의 내부에 있는 이 자연 치유력natural healing force은 질병을 이기는 가장 큰 힘입니다.

우리의 음식이 치료의 수단이 되어야 합니다.

우리의 약은 음식이 되어야 합니다. 우리가 아플 때 먹는다는 것은 질병을 키우는 것이나 마찬가지입니다.

- 히포크라테스 -

* 단식은 의학적으로 보아도 굶주림이 아니다.

- Dr. chales goodrich -

* 미래에는 환자에게 약을 쓰지 않고 인체 내의 자연치유력과 영양을 이용하여 질병을 예방하고 치료할 것이다.

- 에디슨 -

5 좋은 오줌 만드는 법

　　　　　　어떤 음식을 섭취하였는가에 따라 오줌의 맛이 달라질 수 있다고 밝혔다. 그런데 무엇을 먹느냐 혹은 어떤 식습관을 가졌느냐 하는 것은 비단 오줌의 맛뿐만 아니라 질도 결정한다.
　물론 건강한 신체에서 양질의 오줌이 나온다는 것은 상식이기도 하다. 그렇더라도 어떻게 하면 좀더 양질의 오줌을 받아 마실 수가 있을까 하는 것은 유념해야 할 사항이다.
　이왕이면 마시기도 좋고 질도 좋은 양질의 오줌을 만들면 요료법을 훨씬 더 부담없이 실천할 수 있지 않겠는가.
　다음의 내용들이 양질의 오줌을 만들 수 있는 방법들이다.

1) 완전식품을 섭취하자

여기서 완전식품이란 음식을 껍질부터 씨까지 혹은 잎사귀에서 뿌리까지 먹음으로써 그 식품이 갖고 있는 모든 영양소를 송두리째 섭취할 수 있는 식품을 지칭한다.

그러나 그러한 요건을 충족시키는 식품을 구하기가 쉽지 않고 또한 그러한 식단을 짜서 먹는데도 번거로움이 따른다. 그래서 좋은 오줌을 만들기 위한 차선책으로 권장되는 방법이 우리가 상용하는 식품을 껍질 채 먹는 것이다.

이를테면 도정을 많이 하여 각종 비타민과 미네랄이 유실된 흰쌀보다는 현미를 먹는 것이 더 좋다는 것이다. 밀도 마찬가지이다.

구할 수만 있으면 통밀로 만든 식품이 좋다. 자연식을 즐기는 사람 중에는 가급적 도정이 덜된 음식과 검은색을 가진 식품을 많이 먹는 것을 원칙으로 삼는 이들이 많다.

최근 검은 콩우유, 검은깨 우유 등 검은색 식품이 열풍을 일으키고 있는데 자연의학을 조금만이라도 아는 사람이라면 새삼스러울 것도 없는데 뒤늦게 사회적으로는 호들갑이다.

귤도 오히려 껍질에 더 많은 영양소가 들어 있고 포도 껍질에는 심혈관계에 좋은 많은 성분이 들어있으며 포도 씨에는 항암 성분이 들어있다. 농약이나 중금속으로 오염되지 않은 식품을 얻을 수만 있다면 웬만한 음식은 통 채로 먹으면 좋다.

인간이 미각과 시각을 쫒다보면 진짜 소중하고 필요한 영양소들은 모두 버리게 되는 것이다.

2) 자극성 있는 음식은 몸에 해롭다.

맵고 짠 음식은 입맛을 돋구어 기분을 좋게 만들지만 일단 몸 속으로 들어가면 독이나 다를 바 없는 해를 입힌다. 맵고 짠 음식이 체내에 들어오게 되면 우리 몸의 혈액성분도 짜거나 매워진다. 그러면 세포에 삼투압 현상이 일어난다.

겨울철 김장을 떠올려 보자. 배추가 너무 절여져 김치가 짜면 생무를 손바닥만하게 도막내어 김치 포기 사이에 켜켜이 넣어두곤 한다. 곧 무는 간이 배고 간을 빼앗긴 김치는 삼삼하게 간이 맞게 된다. 그와 같은 현상이 우리 몸 속에서도 일어나는 것이다.

너무 차거나 뜨거운 식품이 체내에 들어와도 몸의 자율신경계통에 영향을 미치게 되는데, 이러한 자극이 빈번해지면 자율신경계통에도 무리가 따른다.

우리의 몸이 일정한 온도를 유지할 때, 각 기관들도 쾌적함을 느낀다. 신체의 내부 균형을 깨뜨리는 자극적인 음식은 무조건 피하자.

혈액이 맵고 짜게 되면 당연히 오줌맛도 맵고 짜고 쓰다. 그런 오줌은 마시기도 어렵다.

3) 활성산소를 중화하는 생활을 하라

산소원자는 O_2, 즉 원자가 2개인 상태로 존재하지만 물을 이환시켜 얻는 산소는 산소원자가 1개인 불완전한 원자구조를 갖게 된다. 활성화 산소란 이와 같이 불완전한 구조를 가진 산소를 일컫는다.

이러한 활성산소들이 세포 속의 핵산과 결합하면 핵산이 산화되어 변질되거나 죽어버린다. 활성화 산소가 많이 발생할수록 세포가 변질되거나 파괴되어 병이 생기는 것이다.

공기중의 산소는 특히 기름과 결합하기를 좋아해서 음식을 기름에 튀기는 과정에서 활성산소가 달라붙는다.

이렇게 해서 체내로 들어가면 기름과 분리되면서 이번에는 세포 속 핵산에 달라붙어 핵산을 변질시킨다. 세포가 병들면 해독 작용을 하는 간이 바빠지게 되고 해독할 수 있는 양이 초과되면 간이 피곤을 느끼고 심신도 마찬가지로 병들게 된다. 따라서 기름에 튀긴 요리를 피하고 기름에 튀겨낸 인스턴트 식품도 가급적 피하는 것이 좋다.

활성산소의 중화제가 바로 산화방지제이다. 이러한 역할을 하는 물질에는 비타민 C, E 와 베타카로틴 등이 있다. 따라서 산화방지성분이 많이 함유된 야채와 과일, 씨눈 곡식 및 당근이나 고구마 같은 구근 식물 섭취에 신경을 써야한다.

과로나 과식, 스트레스도 활성산소를 많이 발생시키므로 각별히 조심해야 한다.

4) 규칙적인 운동을 하고 충분한 휴식을 취하라

문명이 발달할수록 운동부족에 시달리는 인구가 늘면서 성인병과 각종 질병으로 고통받는 인구도 함께 증가하고 있다.

우리나라가 노령화 진입속도가 세계 1위인만큼 앞으로 갈수록 성인병 등 만성질환자는 더 늘어날 것이다.

물론 건강한 삶을 영위하기 위해서는 운동이 필수라는 사실을 모르는 이는 없다. 그러나 이를 실천에 옮기는 사람은 많지 않다.

생활패턴이 워낙 정적靜的으로 변화하다 보니 생활과 운동이 분리되었고, 운동이란 시간을 쪼개어 어떤 특정한 장소나 특정한 기구를 이용해야 하는 것으로 되어 버린 것이다. 그러나 여전히 운동이 건강의 필요충분조건임에는 틀림없다.

운동을 하려면 에너지가 필요하기 때문에 몸 속의 세포들은 당과 지방을 태워 에너지를 만들어 낸다. 몸 속의 영양소를 태워 에너지로 전환하는데는 산소가 필요하기 때문에 평상시 보다 많은 양의 산소를 공급해 주어야 한다.

운동시 숨이 가빠지는 것은 바로 이러한 이유에서이다. 잉여적인 영양소가 타서 에너지화되면 근육이 튼튼해지고 모든 기관이 활력을 되찾게 된다.

그러나 운동이 몸에 유익한 것은 사실이지만 아무 때나 많이 한다고 좋은 것은 아니다. 반드시 규칙적으로 해야 한다. 한꺼번에 너무 많은 양의 운동을 하면 에너지를 태우기 위한 산소 양이 부족하게 되고 이렇게 되면 체내에서 활성산소를 발생시키기 때문이다. 따라서 피곤하지 않을 정도의 양을 규칙적으로 하는 것이 좋다.

그리고 적당한 시기에 적당히 몸을 쉬게 해야 하는데 이 역시 순리를 따르는 것이 좋다. 밤에 자고 낮에 활동하는 것을 우리 몸의 세포도 좋아한다.

건강한 세포는 분열과 재생을 한다. 세포는 분열하기 전에 반드시 휴지기를 갖는데 사람이 잠을 잘 때 세포도 휴지기休止期를 갖게 된다.

몸이 제대로 된 휴식을 취하려면 정신의 휴식이 선행되어야 한다. 삶을 살아가면서 스트레스를 받지 않고 살아간다는 것은 현실적으로 불가능하다. 그렇더라도 가급적 스트레스를 받지 않으려는 마음가짐이 중요하다. 스트레스가 쌓였더라도 그때그때 그것을 적극적으로 풀려는 노력이 그래서 필요한 것이다.

입맛에 맞는 음식을 먹는다든가 노래를 부르는 것도 좋겠지만 건강을 위해서라면 맑은 공기를 마실 수 있는 장소로 여행을 떠나는 방법도 좋은 방법이다.

맛이 좋은 오줌을 만들기 위해서라면 맑은 공기를 마시고 맑은 물을 마시고 좋은 음식을 먹으면 된다. 그 이상 더 나은 비법이 있을까.

앞에서도 언급했듯이 좋은 식습관이 건강한 몸을 만들고 건강한 몸에서 양질의 오줌이 나온다.

신선한 야채와 과일을 많이 먹으면 오줌의 색이 투명하며 연두색을 띠고 냄새도 향기롭고 맛도 짜지 않고 부드러워진다.

처녀에게 인삼을 먹여서 누은 오줌을 받아서 먹으면 인삼의 약효가 더 좋다고 하는 이야기가 전혀 근거없는 것은 아니다.

또한 오줌이 탁하게되는 것을 방지하기 위하여 예로부터 한방에서는 삼백초를 써왔다.

삼백초에는 프라보노이드계 성분이 어느 식품보다도 많이 들어 있어 이것을 섭취하면 신장을 튼튼하게 하여 신장계통에 특효인 것으로 알려지고 있다.

참고로 요료법을 하는 사람이 병원 약을 함께 복용할 경우에 오줌으로 약이 배설될까봐 염려하는 사람들이 있는데 걱정할 필요는 없다. 약은 체내에서 이미 상당시간이 지나 소화된 상태이므로 오줌으로 배설되는 것은 이미 약 성분으로서의 기능이 상실된 것이다.

고혈압인 사람이 혈압약을 복용하면서 요료법을 함께 실시하면 약과의 상승작용으로 혈압이 더 올라가거나 내려가는 일이 있다. 이때는 혈압의 높고 낮은 정도에 따라서 약의 양을 조절하며 서서히 약을 끊도록 하는 것이 좋다.

다른 질병이 있는 경우에도 갑자기 약을 끊지 말고 상태를 보아가면서 서서히 약을 줄이다가 끊는 것이 좋다.

결론적으로 거부반응없이 마시기 좋은 양질의 오줌을 만들려면 몸상태를 건강하게 만들어야 한다.

몸상태를 건강하게 만들려면 좋은 음식과 규칙적인 운동, 적당한 휴식 등이 필요한 것이다. 그런데 건강한 몸과 양질의 오줌과의 관계는 자연의 순환원리와 같다고 할 수 있다. 따라서 오줌마시기가 역겹다면 자신의 음식과 오줌맛을 며칠만 체크해보면 어떻게 해야 오줌맛을 좋게 할 수 있는지 터득하게 된다.

갈비를 먹었을 때의 오줌맛, 삼겹살을 먹었을 때의 오줌맛, 야채와 과일을 먹었을 때의 오줌맛 등등이 모두 다르다.

술을 많이 마셨을 때와 좋은 물을 많이 마셨을 때도 오줌맛은 확연히 다르다.

오줌맛이 먹기좋고 부드러워졌다면 몸이 그만큼 건강해졌다는 증거이다. 몸상태가 나쁘면 오줌맛도 나쁘기 때문이다.

일반적으로 요료법을 쉽게 받아들이면서 실천하는 사람들은 대부분 채식위주의 식사를 하는 건강한 사람들이다.

자신의 오줌이 냄새가 역겹거나 먹기 거북하다면 그만큼 식습관이 나쁘거나 몸상태가 좋지 않기 때문이다.

육식을 하거나 몸에 병이 있는 경우는 확실히 오줌맛이 좋지 않다.

오줌과 관련해 아주 잘못된 상식이 있는데 사골국물이라고 하는 뼈국물을 먹으면 오줌이 뿌옇다. 몸보신을 한다고 소머리를 푹 고아 먹어도 오줌이 뿌옇다. 소머리나 사골을 푹푹 고아 진하게 해서 먹고 난 후 오줌이 뿌옇게 나오면 영양보충이 아주 잘된 것으로 알고 있다. 소고기, 돼지고기, 닭고기 등 고기를 먹은 뒤 오줌이 뿌옇게 나와도 몸보신이 잘 된 것으로 알고는 흐뭇해 한다. 이렇게 뿌연 오줌은 마시기에도 거북하다.

오줌에 대한 상식이 조금만 있으면 이 뿌연 오줌이 좋지 않다는 것을 알 수가 있다. 피에서 걸러져 나온 것이 오줌인 만큼 혈액의 상태가 그만큼 탁하다는 것인데도 대부분의 사람들은 그 반대로 생각한다.

깨끗한 생수를 마시고 난 뒤에는 소변도 맑고 깨끗하다. 깨끗한 생수로 인해 혈액이 그만큼 정화됐기 때문이다. 오줌이 흐리고 탁하면 혈액도 그만큼 흐리고 탁하다는 사실을 제대로 알아야 할 것이다.

3부

요료법으로 치유되는 질병

병을 앓고 있는 사람이 요료법을 실천하면 혈액순환이 잘되고 얼굴에 윤기가 돌며 피부가 윤택해지고 차갑던 손발이 따뜻해진다.

쉽게 피로하던 사람도 피로를 느끼지 않게 되며 단백질의 풍부한 활동으로 손톱이나 머리털이 잘자란다.

요료법으로 치유되는 질병

병을 앓고 있는 사람이 요료법을 하게 되면 혈액순환이 잘 되고 얼굴에 윤기가 돌며 피부가 윤택해지고 차갑던 손발이 따뜻해진다. 쉽게 피로하던 사람도 피로를 느끼지 않게 되며 단백질의 풍부한 활동으로 손톱이나 머리털도 잘 자란다.

무엇보다 고통스럽게 하던 병이 차츰 좋아지면서 건강을 회복할 수 있다. 그러나 중병에 걸린 사람이 몇번이나 며칠 요료법을 한다고 해서 바로 좋아지는 것은 아니다. 요료법은 병에 따라 장기간에 걸쳐 꾸준히 실천해야만 효과를 볼 수 있다.

처음 요료법을 하면 약간의 메스꺼움, 구토, 두통, 편두통, 부스럼, 궤양, 피부염, 심계항진, 설사, 불안감 등의 반응이 나타날 수도 있다. 하지만 이런 증상들은 오줌의 자정작용으로 인해 발생되는 일시적인 현상일 뿐 부작용은 아니다. 병이 깊어지거나 목숨을 위태롭게 하지도 않는다.

다만 이런 증상이 나타나면 오줌 양을 유동적으로 조절하면서 꾸준히 실행하면 해결할 수가 있다.

한의학이나 자연의학에서는 이같은 현상을 명현현상이라며 치유의 한 과정으로 보고 있다.

청소를 하다보면 그 순간은 더 먼지가 많이 나고 지저분하지만 곧 그 과정이 끝나면 정돈되고 깨끗해지는 것과 같다는 논리이다.

요료법전문가나 경험자들에 의하면 병체질이나 병이 있는 사람 혹은 식생활 습관이 나쁜 사람들이 일시적으로 명현현상이 심하게 발생된다고 한다.

한편 오줌으로 치유되는 질병은 한 두가지가 아니다. 사실상 오줌은 자신에게 세상의 그 어떤 명약보다도 딱 맞는 만병통치약이기 때문에 몇가지 질병에만 효과가 있다고 할 수는 없다. 편의상 이 책에서는 일부만 기록한다.

오줌이 자신의 몸에 가장 잘맞는 만병통치약이라는 것은 수많은 오줌신봉자들이 증거하고 있는 사실이다.

당뇨병

최근 경제발전과 식생활습관의 변화에 따라 급증하고 있는 생활습관병 중의 하나가 바로 당뇨병이다. 당뇨병을 '부자병'이라 일컫는 것도 이런 연유에서이다.

기원전부터 그 기록이 남아 있는 당뇨병은 18세기가 되어서 단맛 나는 오줌이 많이 나오는 병이라는 이름이 붙여졌고, 19세기 후반에 당뇨병이 췌장과 관계 있는 병임을 알게 되었다.

당뇨병은 음식으로 섭취하는 당포도당을 세포와 체조직 내로 흡입하는 인슐린이라는 호르몬이 부족하거나 결핍되어 생기는 병이다. 음식으로 섭취한 탄수화물은 포도당으로 분해된 후 혈관을 따라 몸 전체의 세포와 조직 속으로 들어가 에너지대사에 이용된다.

그런데 이를 조절하는 인슐린이라는 호르몬이 부족하면 혈중 포도당이 생체대사에 이용되지 못하고 혈액에 축적되어 혈당이 높아진다. 그것이 오줌으로 배설되므로 오줌에 당 함량이 높아진다. 따라서 당뇨가 있는 사람의 오줌은 단맛이 난다.

정상인의 혈당농도는 공복 시에 70mg/100㎖, 식후 130mg/100㎖ 정도인데 당뇨병환자의 경우, 공복시 혈당치는 130~180mg/100㎖, 식후에는 250~500mg/100㎖ 정도까지 올라간다.

당뇨는 주로 비만인 사람에게 발병하기 쉬우며 관절염을 비롯한 수많은 합병증을 일으키므로 다스리기 매우 힘든 병이다. 당뇨가 있으면 신장기능이 쇠퇴하여 밤에도 여러 차례 소변을 보아야 하므로 깊은 잠을 잘 수 없어 수면부족의 고통도 심각하다. 심해지면 치아가 빠지고 혈액이 끈적끈적해져서 모세혈관에 혈액의 흐름이 막히므로 살이 썩어 들어간다.

당뇨병은 유전, 비만, 운동부족, 식사 무절제, 스트레스 등을 비롯한 여러 가지 복합적인 요인에 의해 유발되는 질병이어서 현대의학에서도 아직은 특효약을 내놓지 못하고 있는 실정이다.

수많은 사람들이 당뇨병으로 고생하고 있고 그것을 치료하기 위해 많은 돈을 들여서 약과 건강식품을 먹고 있지만 치료가 어려운 것이 현실이다.

현대의학적으로는 당뇨병의 근본적인 치료법은 없으며 유일한 방법은 인슐린 주사를 맞아 췌장의 기능약화를 보조해주는 것이다.

이런 당뇨병이 자기 오줌으로 고쳐진다면 얼마나 다행한 일인가?

민간요법으로 누에가루, 쇠뜨기 풀을 먹으면 혈당이 떨어진다고 알려져 있으나 요료법과는 비교도 할 수 없다. 특히 쇠뜨기풀은 설사를 일으키며 당뇨병에 별다른 효과가 없는 것으로 확인되기도 했다.

한편 당뇨가 있는 사람이 요료법을 시작하여 한달 정도 지나면 혈당이 오히려 높아지는 경우도 있다. 그러나 이것은 호전반응이므로 계속하여야 하고 한두 달에 끝나지 않는다. 적어도 1년 간은 계속하여야 효과를 볼 수 있으므로 좌절하지 말고 요료법을 믿고 실천하는 것이 매우 중요하다.

요료법이 당뇨병을 고친다는 것은 오랜 역사를 통하여 실천되어 온 경험적 결과이다.

건강신문사에도 중증의 당뇨병을 요료법으로 고쳤다는 사람들이 여러명 요료법을 극찬하는 전화를 걸어오기도 했다.

1) 당뇨병의 초기 증상

당뇨병의 초기 증상은 무척 피곤하다는 것이다. 피부가 건조해지고 가려울 때가 많고 시력이 급격히 떨어지며 시야가 흐려진다. 상처가 한번 나면 잘낫지 않고 손발의 감각이 둔해지며 가끔 침을 맞는 듯한 느낌이 올 때가 있다.

점차 증세가 악화되면서 염증이 자주 생기고 성욕이 감퇴되면서 여성의 경우에는 부인병이 자주 발생한다. 체중이 감소하며 갈증을 호소하게 되고 잦은 배뇨와 금새 배고픈 증상이 나타나 물과 음식을 많이 먹게 된다.

당뇨병 진단은 간단한 소변검사에 의한 색깔의 유무로 판정하는 것이 기존의 방법이었으나 지금은 혈당검사로 하는 것이 일반적이다. 왜냐하면 공복에는 당뇨가 있는데도 소변에 변화가 나타나지 않는 경우가 종종 있기 때문이다.

당뇨병은 위의 증상과 함께 아무 때나 혈당을 재었을 때 200이 넘으면 당뇨병으로 간주한다. 그밖에 아침 식전에 혈당치 126을 넘었거나 75g의 당분을 복용한 후 2시간 후 200을 넘을 경우에도 당뇨병으로 진단한다.

2) 당뇨병의 형태

당뇨병에도 선천성인슐린 의존형과 후천성인슐린 비 의존형이 있다. 전자는 대개 30세 이전에 발병하며 인슐린을 평생 맞아야 할 경우가 많고, 후자는 40세 이후에 발병하며 식이요법을 하거나 약을 복용하거나 주사를 맞아야 하는 경우이다.

임신했을 경우에만 발병하는 임산부 당뇨도 있다. 분만 후 당뇨가 없어지기는 하나 조심하지 않을 경우 5년쯤 지난 후 당뇨가 될 확률이 많다.

3) 조절의 의미

모든 병에는 치료하는 방법이 있기는 하지만 아직도 완치할 수 없는 병이 많다. 당뇨병도 완전하게 낫게 하는 치료법이 아직 없다. 가장 좋은 방법은 혈당을 정상 치에 가깝게 조절하는 방법이다.

건강한 사람은 자연스럽게 혈당이 정상 치를 유지하지만 당뇨병이 있는 사람에게는 비정상적인 혈당을 정상 치에 가깝도록 조절하는 노력이 필요하다.

고혈당이 계속되면 몸은 피곤한 상태가 지속되며 갈증이 나고 괴로운데, 혈당을 며칠 동안만 잘 조절해도 기분이 좋아지고 상쾌해짐을 느낄 수 있다. 물론 당뇨병을 조절하는 것이 쉬운 일은 아니지만 당뇨병을 조절하는 길이 곧 합병증을 예방하는 길임을 알아야 한다.

조절의 최선의 방법은 식이요법이다. 식이요법으로 잘 조절하면 몸이 망가지지 않지만 당뇨병을 조절하지 못하면 합병증을 초래하게 된다. 식이요법과 함께 요료법을 병행하면 효과가 확실하다.

요료법을 열심히 하면 점차 오줌의 단맛이 없어지고 정상적인 오줌의 짠맛, 쓴맛이 되돌아옴을 경험할 수 있다.

- 주부 이모40세씨는 항상 몸이 나른하고 쉽게 피로해져 일상생활에 불편함이 많았다. 그러던 중에 생식기가 가려워 종합검진을 받았는데 뜻밖에 당뇨병이라는 진단을 받았다. 그녀는 담당의사와 상의한 후 입원을 하게 되었고 하루 1,300kcal의 식사 후 한 시간 씩 산책을 했다. 보름 정도 지난 후에 350이었던 혈당이 거의 정상으로 돌아와 퇴원을 했으나 아직 인슐린 주사를 매일 맞아야 한다는 부담이 남아 있었다.

그러던 중 요료법이 당뇨에 효과가 좋다는 이야기를 접했고, 평생

인슐린 주사를 맞느니 치유만 된다면 오줌정도야 못마시겠느냐는 생각으로 요료법을 시작하게 되었다.

오줌을 마시면서 매일 1,300kcal의 식사와 운동을 계속했다. 곧 체중도 줄고 인슐린 단위도 감소하기 시작하여 첫달에는 24단위, 둘째달에는 18단위, 세째달에는 4단위가 되더니 네달째에는 인슐린이 필요 없게 되었다. 오줌을 마신 지 4개월만에 인슐린 주사를 맞지 않아도 될 만큼 증상이 좋아졌다. 몸도 좋아지고, 경제적인 부담도 덜었다.

계속 요료법을 하다보니 음식에 대한 기호도 변해 야채를 좋아하게 되고 소식을 생활화하게 되었다.

- 수원에 사는 김모60세씨는 약 8년 전에 당뇨병이라는 진단을 받았지만 별다른 자각 증상이 없어 신경을 쓰지 않았다.

그런데 언제부턴가 몸이 찌뿌듯하고 몹시 피곤해 자꾸 누워있고 싶어지기 시작했다. 병원에서 혈당 검사를 해 보니 수치가 410mg이었다. 담당의사의 권유로 입원 치료를 받았고 한 달이 지나자 혈당치가 반으로 줄었다. 그러나 그 후 몇 달이 지나 재검사를 했는데 혈당이 300mg으로 올라가 있었다. 김씨는 입원을 또 해야 하나 하는 생각에 걱정이 태산 같았다.

그러던 중 같은 동네에 사는 한 이웃에게 요료법으로 당뇨를 고쳤다는 말을 듣게 되었다. 김씨는 집에 돌아오자마자 당장 시도하려 했으나 오줌을 받아먹는 것이 쉽지 않았다. 그렇게 한 달을 보내다가 증세가 더 심해지자 결국 50cc의 오줌을 받아서 마시게 되었다.

역겨운 것을 참고 20일 정도 마시자 피로감과 권태감이 현저히 감소했다.

평소 살이 많이 찐 편이어서 수영과 요료법을 병행하였더니 체중이 75kg에서 58kg으로 줄었고 혈당도 180mg으로 떨어져 담당의사가 무척 놀라워했다.

- 개인택시를 운전하는 50대의 모씨는 2주정도 요료법을 실천한 후 300mg가 넘던 혈당치가 정상으로 돌아왔다며 신기해하면서 흥분했다. 그냥 오줌만 마셨는데도 놀랍게도 혈당이 정상치로 돌아왔다며 요료법의 전도사가 되다시피했다.

당뇨병 환자에게 있어서 오줌은 췌장의 베타세포를 회복시킬 수 있는 근본적인 방법이다.

생각만 바꾸면 아주 쉽게 할 수 있는데도 실천할 수 없다면 병을 고치겠다는 의지가 없다는 뜻이다. 의지가 없는 사람에게는 아무리 떠들어도 소귀에 경읽기일 뿐이다.

2
종양과 암

　　　　　　인체를 이루는 세포에도 저마다 정해진 수명이 있어서 일정한 기간이 지나면 사멸한다. 그러나 암세포만은 이러한 메커니즘을 따르지 않고 끝없이 이상 증식하여 덩어리를 만들어 가다가 어느 순간 견딜 수 없는 통증을 일으키고 종국에는 생명을 송두리째 빼앗아 간다.

　현대의학의 괄목할 만한 발전으로 암 검사법도 상당히 진보된 상태여서 CT, MRI 등의 장치로 직경 1cm크기의 암덩어리 정도는 찾아낼 수가 있게 되었다. 그러나 암 환자는 오늘도 죽음의 문턱에서 쉽사리 벗어나지 못하고 있는 것이 현실이다.

　수술, 항암제, 방사선요법으로 치료를 한다고 하지만 항암제는 위

점막을 손상시키고 구토를 일으키며 심한 탈모와 청각 마비를 수반한다. 항암제 자체가 독약으로 인체의 건강한 다른 세포에도 작용하기 때문이다.

항암제 인터페론은 암세포의 DNA를 파괴하지만 동시에 혈소판과 백혈구까지도 파괴한다. 따라서 장기간의 투여가 불가능하며 마지막에는 항암제도 포기할 수밖에 없다.

수술을 할 경우에도 주변의 많은 부위를 절단해 내야 하기 때문에 회복에 많은 시간이 소요되는 한편 남아있는 암세포에 의한 재발의 가능성도 항상 남아 있다.

말기암 환자의 대부분은 몰핀주사를 맞아야 할 정도로 통증이 심하다. 병원에서도 소외되는 이들 말기암 환자들은 극심한 통증과 구토, 수면장애, 우울증, 변비, 피로 등에 시달리며 의학적 진료의 혜택을 제대로 받지 못하고 이것저것 민간요법에 매달리다가 좌절감에 빠지기 쉽다.

말기 암환자 약 5만 명중에서 2% 정도만이 전문치료를 받고 있다는 사실은 이들에 대한 대책없음을 여실히 드러내주고 있다.

이러한 말기암 환자의 통증해소에 요료법이 탁월한 효력을 나타낸다는 것은 이같은 현실에서 상당히 시사하는 바가 크다고 할 수 있다.

실제로 소변을 가지고 암을 조기 진단하는 몇 가지 방법이 개발되면서 오줌의 신비가 계속 과학적으로 규명되어 가고 있기도 하다.

오줌이 체내의 암 정보를 가지고 있다는 것은 요료법의 효능메커니즘에서 이야기하는 '극미량 물질의 섭취에 의한 면역요법', 그리고 '빌리어드 이론'과 연결될 수 있다.

보통 바이러스성 질병이 발생하면 항 바이러스성 물질인 '인터페론'의 혈중함량을 증진시키기 위해 1회에 1000만~3000만 단위의 인터페론을 인체에 투여한다. 하지만 이렇게 많은 인터페론을 계속 투여할 경우 부작용이 발생하여 생명이 위험할 수도 있다.

그러나 오줌에 함유된 인터페론은 부작용 없는 항암물질로 하루에 배출되는 오줌에는 인터페론이 150~200단위 정도 함유되어 있다. 따라서 오줌을 마시는 것은 곧 항암물질인 인터페론을 먹는 것이나 다름이 없다. 물론 오줌의 인터페론은 아무리 많이 마셔도 부작용이 없다.

불치병을 치료하기 위해 끊임없이 연구하고 있는 현대의학에서도 아직 암을 예방 할 수 있는 약은 없다. 그러나 오줌은 모든 사람에게 주어진 훌륭한 암 예방약일 뿐만 아니라 모든 질병을 사전에 예방해 주는 훌륭한 생약이다.

1) 암세포의 특징

정상세포를 배양하면 50~60회 가량 분열하다 죽고 만다. 그러나 암세포는 놀랍게도 영양만 공급하면 반영구적으로 살아갈 수 있는데다 증식 능력 또한 뛰어나 무한정으로 증식한다. 정상세포는 다른 종류의 세포와 접하면 세포분열이 자동으로 중지된다.

그러나 암세포는 다른 종류의 세포와 접해도 규칙을 무시하고 계속하여 증식한다. 그렇게 해서 종양을 형성한 후 주위의 조직에 침투한다. 정상세포는 같은 종류의 세포끼리 견고하게 결합하고 있어 제멋대로 흩어지는 일이 없는데 암세포는 간단하게 흩어져서 혈관이나 임파관을 통해서 다른 곳으로 이동해 증식을 한다.

외형상 정상 세포보다 세포핵이 비정상적으로 크고 세포 표면에 돌기가 많은 것이 특징이다.

이와 같이 암이란 인체를 구성하고 있던 세포가 변화하여 본래의 목적과 상관없이 증식을 하기 때문에 정상조직과 기관에 장해가 된다. 그 장해는 마침내 죽음에 이르게 된다.

암은 나이와 상관없이 어느 연령층에서나 발생할 수 있다. 그러나 각 연령층에 따라 발생하는 암 종류가 다르고, 나이가 많을수록 암에 걸릴 확률이 높다.

암은 약 250여 종으로 알려져 있다. 이중 가장 많이 발생하는 암으로 남자의 경우 위암, 그 다음으로 폐암, 간암이 있고, 여자의 경우 유방암, 자궁경부암, 위암의 순이다.

일반적으로 암은 대부분 초기에는 심한 증상을 나타내지 않다가 많이 진행되면 심한 자각증상을 동반한다.

다음의 여러 증상들은 암에만 국한시킬 수 있는 것은 아니지만 암을 조기에 발견할 수 있는 단서가 되므로 알아 둘 필요가 있다.

▶▷ 모든 종류의 암

아프지는 않은데 원인도 모르게 체중이 감소하고 몸에 힘이 없다.

▶▷ 위암

약을 계속 써도 오랫동안 소화불량이 지속되거나 식욕이 없다.

▶▷ 자궁암

이상 분비물이 늘고 피가 섞이거나 냄새가 나고 접촉 출혈이 있다.

▶▷ 유방암

젖 몽우리가 오랫동안 없어지지 않고 유두출혈이 있다.

▶▷ 폐암

기침이 오랫동안 계속되거나 담에 피가 섞여 나온다.

▶▷ 간암

우상복부 통증이 있으며 체중이 감소하고 식욕이 일지 않는다.

▶▷ 대장암, 직장암

대변이 불규칙하고 변에 피가 섞여 나온다.

▶▷ 후두암

쉰 목소리가 잘 낫지 않는다.

▶▷ 구강암, 피부암

입안이나 피부의 상처가 오랫동안 낫지 않는다.

▶▷ 신장암, 방광암, 전립선암

소변이 잘 나오지 않거나 피가 섞여 나온다.

위와 같은 증상들이 반복적으로 장기간 계속된다면 점검해볼 필요가 있다. 물론 이런 경우도 요료법으로 감쪽같이 예방·치료가 되는 경우도 있다. 가장 이상적인 것은 현대의학과 병용하는 것이지만 현실적으로 어려운 실정이다. 그것이 바로 요료법의 한계이기도 하다.

2) 암이 의심될 때

암이란 비정상적인 세포들이 무절제하게 자라면서 주변의 정상 조직을 파괴하고 전이를 일으키는 질환이다. 여기에서 '전이'란 암세포가 혈액이나 림프액 등을 타고 인체의 다른 부위로 옮겨가는 것을 말한다.

종양은 '부풀어 오른'의 뜻으로 몸에 비정상적으로 어떤 덩어리가 생겼을 때 이를 가리키는 말이다.

비정상적인 덩어리라도 성장속도가 느리고 주변 조직으로의 침투가 없으며 전이되지 않는 경우 양성 종양으로 분류하는데 이런 양성 종양은 수술로 제거하면 대부분 해결된다.

암은 종양 중에서 악성 종양을 가르키며 신체의 거의 모든 부위에서 발생할 수 있는데 알려진 암의 종류만 해도 약 250가지나 된다.

3) 암치료를 위한 요료법

　　　　　　암에 걸린 사람은 가급적 집중적인 요료법을 실시하여야 한다. 말기암 환자에게 요료법이 100% 치료를 보장하는 것은 아니지만 신념을 가지고 다른 여러 자연요법과 함께 실천하면 몸의 전체적인 건강상태가 호전되어 식사도 하게되고 기운이 생겨서 일어나고 앉을 수도 있고 걸을 수도 있게 된다.

　이런 과정을 거쳐 불가사의하게 치료되는 경우도 있다.

　음식은 반드시 자연식을 섭취하여야 하며 과일, 과일즙, 야채나 야채즙녹즙을 하루에 500~1000cc정도 마시는 것이 좋다.

　암환자는 요료법을 대략 다음과 같은 4가지 방법으로 실천하면 효과적이다.

　이렇게 실천하다보면 마약이나 화학약품처럼 단발성 즉효는 아니더라도 희망이 보일 것이다. 생각만 바꾸면 돈이 들지않으니까 누구라도 아주 쉽고 간단하게 실천할 수 있다.

① 자신의 오줌을 전부 마시거나 최대한 많은 양을 마신다.
② 4일간 보관한 오줌을 이용하여 몸 전체를 마사지한다.
③ 오줌을 타월에 적셔서 암 부위에 올려놓고 그 위에 찜팩을 덮어서 찜질을 반복한다.
④ 노폐물이 쌓이는 직장과 결장을 청소하기 위하여 오줌으로 관장한다.

　다음의 사례들을 참조하면 도움이 될 것이다.

- 50대 후반의 한 교사는 악성 종양으로 10일 이상 살 수 없다는 진단을 받았다. 환자는 오줌과 물만으로 열흘동안 단식을 했다. 그러고 나서 오줌을 자유롭게 마시고 하루에 한 끼씩 가벼운 식사를 했다. 종양에는 효험이 없었지만 환자의 일반적인 건강과 정신상태는 놀라울 만큼 좋아졌다. 따라서 종양 자체는 더 이상 고통을 주지 않았다.

- 한 중년 부인의 어깨에 큼직한 종양이 생겼다. 두 사람의 의사가 수술을 권했지만 환자는 수술 전에 휴식을 취하고 가벼운 영양식을 하는 것이 좋겠다는 며느리의 권유를 받아들였다. 그 부인의 며느리는 자신의 친정어머니가 오줌단식으로 좋은 효과를 보았기 때문에 시어머니에게도 수술할 때까지 오줌단식을 해 보도록 권유했다. 그 결과 10일만에 종양의 흔적이 없어졌다. 의사는 수술 날짜를 어긴 것에 분개했지만, 환자의 상태를 정밀 검진하고 나서 완전히 정상임을 확인하고는 할 말을 잃었다.

- 30대의 한 청년은 의사로부터 살날이 얼마 남지 않았다는 진단을 받았다. 병명은 후두암 같은데 정확하게 알 수 없다고 했다. 그러나 요료법으로 완치돼 의사를 놀라게 했다.

오줌에 항암성분이 함유돼 있다는 사실은 이미 세계 여러 의과학자들에 의해 확인됐다.
항암성분뿐만 아니라 다른 여러 면역관련 물질들도 포함돼 있다는 사실도 확인했다. 그러나 과연 오줌에 함유돼 있는 그많은 유용한 성분들을 얼마나 알 수 있을까.

기껏해야 한두가지 혹은 서너가지 성분을 확인해 놓고는 마치 엄청난 발견이라도 한 것처럼 호들갑을 떠는데 오줌전체를 놓고 본다면 얼마나 미미한 일인가.

한두가지 성분을 알아냈다고 큰 성공이라고 한다면 수백 수천가지 성분이 들어 있을 수 있는 오줌 그 자체를 마시는 것에 대해서는 어떻게 평가할 수 있을까.

이런 사실들에 대해서도 현대의학은 좀더 솔직하고 겸허해져야 할 것이다.

3

고혈압과 뇌졸중

1) 고혈압이란?

　　　　　혈압이란 글자 그대로 혈관, 특히 동맥내의 압력을 말한다. 혈압은 심장에서 밀어내는 혈액량이 많고 동맥의 직경이 작을수록 올라간다. 혈압은 잠자리에서 일어난 후 가장 높으며 저녁에 잠들기 전이 가장 낮은 것이 보통인데 긴장을 하거나 화가 나면 순식간에 혈압이 올라갈 수도 있다.

　고혈압은 합병증이 없는 한 대부분이 증상이 없기 때문에 우연히 혈압 측정으로 발견할 때가 많다.

　정상 혈압은 수축기 혈압 140mmHg, 이완기 혈압 90mmHg 이하로 잡는데 수축기 혈압은 심장이 수축할 때 동맥이 받는 가장 높은 혈압을 말하며, 이완기 혈압은 심장이 다음 번 수축을 위해 폐로부터 산소를 가득 포함하고 있는 피를 다시 심장 속으로 빨아들이는 심장의 이완기 압력을 뜻한다.

고혈압은 수축기 혈압이 140이상이거나 이완기 혈압이 90이상으로 계속되는 것을 말하며 이완기 혈압이 90~104일 때를 경증 고혈압, 105-110일 때를 중증도 고혈압, 110이상 일 때를 고도 고혈압이라고 한다. 그러나 혈압의 수치해석에 대해서는 사람에 따라 약간의 차이가 있다.

혈액은 물보다 점착력이 5배정도 높고 나이가 많아질수록 이러한 점착력은 더 높아진다. 영양섭취에서 육식을 많이 하거나 동물성 식품을 많이 먹는 사람은 채식하는 사람보다 혈액의 점착도가 높아진다. 또 영양섭취가 과잉이거나 소금을 많이 섭취하면 혈액의 점착력이 높아지고 동시에 혈액의 양이 증가하여 고혈압을 유도하게 된다.

2) 뇌졸중이란?

뇌졸중이란 뇌혈관의 이상으로 뇌경색이나 뇌출혈에 의해 갑자기 죽음에 이르게 되거나 신체적, 정신적 장애를 일으키는 심각한 신경계 질환으로 흔히 중풍이라고도 한다.

고혈압 환자들이 가장 무서워하는 질병이기도 한 중풍은 크게 두 가지로 나뉘는데 혈관이 터지면서 출혈이 일어나는 내출혈성 중풍과 혈관이 막혀서 일어나는 혈전성 중풍이 그것이다.

중풍은 다른 질병과 달리 바로 뇌신경세포들이 죽기 때문에 중풍에 걸렸다 하면 바로 신체적 증상이 나타난다. 입이 돌아가거나 얼굴이 비뚤어지는 경미한 증상에서부터 반신불수, 전신마비, 언어장애, 의식장애 등이 동반된다.

중풍을 오래 앓거나 직계가족을 수발해 온 사람들은 '중풍보다는 차라리 암이 덜 무섭다'고 말하는 사람이 많을 정도다. 전신이 마비되거나 수족을 못쓰는 채 남의 손에 의지해 연명을 하는 지경에까지 이르지만 먹는 데는 아무런 장애가 없으므로 대소변을 처리해야 하는 아주 난처한 상황이 벌어지는 등 견뎌내기에 아주 힘든 질병이기 때문이다.

특히 젊은이에 비해 노인들에게 10~20배정도 많이 발생하여 65세 이상의 인구 중 5% 정도가 뇌혈관질환에 의해 불편을 겪고 있다.

이처럼 뇌졸중은 인구의 노령화에 따른 대표적 질병으로 그 예방과 치료법에 관심이 집중되고 있다.

3) 현대의학의 고혈압치료

고혈압 환자는 언제 어느 때에 심장마비나 뇌졸중으로 쓰러질지 모르기 때문에 혈압관리를 위한 혈압강하제를 복용해야한다.

고혈압 환자가 복용하는 혈압약은 심장이 피를 세게 뿜어 내지 못하도록 하여 혈압을 낮추는 기능을 한다. 그러나 약으로써 심장 기능을 억제하면 몸의 다른 기관이 망가지기 시작한다.

결국 현대의학의 고혈압 치료법은 고혈압 자체를 치료하는 것이라기 보다는 고혈압이 요인이 되어 일어나는 심장마비나 뇌졸중을 방지하는 것에 지나지 않는다 할 수 있다.

고혈압은 무엇보다 혈관에 쌓인 노폐물을 제거하고 콜레스테롤이 쌓이지 않도록 하는 생활습관을 갖는 것이 중요하다.

콜레스테롤을 제거하는 방법에는 뭐니뭐니해도 운동이 최상책이다. 운동시 혈관 벽에 엉겨붙은 콜레스테롤을 제거해 주는 물질인 HDL의 분비가 활성화되기 때문이다.

4) 현대의학에 의한 뇌졸중 치료

한번 죽은 뇌신경세포는 여간해서는 다시 살아나기가 쉽지 않다. 따라서 한번 발병한 중풍의 완치를 기대하기는 어려운 일이다. 일단 중풍으로 마비가 오거나 장애가 생기면 물리치료나 재활치료를 받아서 더 이상의 마비를 막는 것이 최선이다.

뇌졸중 치료를 위한 약을 장기간 복용하면 더 위험해지는 경우가 많아서 막힌 혈을 뚫어 주는 침치료를 시도하는 사람들이 많다. 그러나 침 역시 경미한 마비 증세에는 효과를 줄 수 있어도 혈관에 쌓인 콜레스테롤을 제거하고 혈관을 유연하게 만들지는 못한다. 따라서 중풍을 예방, 치료하는 데에도 식이요법과 운동이 최선이라고 할 수 있다.

혈압강하제를 복용하는 사람이 요료법을 시작할 경우에는 수시로 혈압을 측정해 보면서 혈압이 안정될 때까지는 약을 함께 복용하는 것이 좋다.

혈압이 안정되기까지는 3~8개월 정도 걸리는 것이 보통이다. 요료법을 하더라도 약을 단번에 끊지 말고 상태를 보아가면서 서서히 줄이다가 안전할 때에 끊는 것이 좋다.

저염식을 해야하는 고혈압 환자나 뇌졸중 환자 중에는 요료법 시행시 오줌의 염분이 문제되지 않을까 걱정하는 사람도 있지만 오줌의 염분은 문제가 되지 않을 정도로 극히 미량이다. 오히려 아침 오줌에는 교감신경의 진정 작용을 하는 성분이 있으므로 권할만하다.

▶▷ 고혈압의 합병증

고혈압을 치료하지 않고 방치한 채로 몇 년이 지나면 신체의 여러 부분에 손상이 오게 된다. 고혈압의 방치로 인한 합병증은 심장발작 협심증, 심근경색증, 신장의 손상, 뇌졸중, 시력소실 등 다양한 형태로 나타난다.

▶▷ 혈관의 손상

장시간 고혈압이 지속되면 혈관이 두꺼워져 탄력을 잃게 되는데 이런 상태를 동맥경화라고 한다. 여기에 고지혈증이 있으면 탄력을 잃고 두꺼워진 동맥내벽에 지방과 염증세포, 섬유소가 쌓여 혈관이 좁아지는 죽상경화로 발전한다. 혈관 내경이 좁아져 심장으로 가는 혈액량이 감소되면 협심증, 심근경색증이 일어날 수 있다.

한편 신장으로 가는 혈관이 손상을 입어 신장의 혈류 장애가 오는 경우가 있다. 이 때 신장에서는 혈류장애를 극복하기 위한 반사작용으로 레닌이라는 물질을 분비하게 되는데 이는 혈압을 오르게 하여 혈관 경화를 지속시키는 악순환의 원인이 된다.

▶▷ 고혈압성 심장질환

고혈압 환자의 주된 사망 원인은 관상동맥질환이다. 고혈압은 동맥내벽에 지방과 염증세포, 섬유소가 쌓여 혈관이 좁아지는 죽상경화를 가속화시킨다. 이는 심장으로 가는 관상동맥의 내경을 좁혀 심장의 혈액공급을 방해하기에 이른다.

관상동맥이 막히면 심장근육으로 피가 흐르지 않아서 심장근육의 괴사가 일어나는 심근경색증을 초래한다. 혈관이 가늘어질수록 심장은 같은 양의 피를 신체의 각 부분에 보내기 위해 무리하게 운동하게 되는데 이는 심장의 근육을 비대하게 하여 탄력을 잃게 한다. 심장근육이 비대해질수록 심장의 용적은 줄어들기 마련이므로 이런 악순환의 반복은 울혈성 심부전증으로 발전해 나간다.

심장이 신체가 요구하는 만큼의 혈액을 뿜어내지 못하게 되면 체내에 혈액이 정체되어 숨이 가쁘고 몸이 붓게 되며 폐하부에 물이 고이는 증상 등이 일어난다.

- 4년간 고혈압과 간염을 앓고 있던 충북의 김모68세씨는 혈압이 220mmHg~140mmHg로 매우 높은 편이었다.

김씨는 서울에 있는 동생으로부터 요료법을 권유받고 즉시 실천에 옮기게 되었는데 요료법을 시작하자 어지럼증과 찜찜한 기분이 해소되어 치료에 대한 확신을 얻을 수 있었다. 요료법을 계속하는 가운데

차츰 두통도 사라졌고 침침한 눈이 밝아지는 것도 느낄 수 있었다고
한다.

— 경기도 파주군 조리면에 사는 김모부인55세은 몇년전에 고혈압
으로 쓰러져 병원에 입원한 일이 있었다. 그 후부터 계속 고혈압 약
을 복용하며 투병을 시작하게 되었고, 이를 보다못한 사촌 동생이 김
씨에게 요료법을 권해왔다. 요료법에 대해 전해들은 김씨는 귀가 솔
깃했지만 왠지 꺼림칙해서 쉽게 시작할 수가 없었다.

그러던 중 혈압 약을 지참하지 않은 채로 여행을 갔다가 아주 심한
곤경을 겪게 되었다. 몸은 시시각각 무거워져 견디기 힘든 지경이 되
었고 혈압은 자꾸 올라갔으며 병이 점점 악화되고 있음이 직감으로
느껴졌다.

그리고 어느 날, 친척 중 한사람이 중풍으로 쓰러져 반신불수가 된
것을 목격하고 나자 김씨는 이것이 결코 남의 일이 아니라는 것을 깨
닫게 되었다. '병신이 되지 않으려면 이제라도 예방을 하자 …'

그녀는 더 이상 지체할 수 없다는 생각이 들어 요료법을 시작했다.
그러나 언제, 얼마나, 어떻게 마셔야 할지 방법을 잘몰라 얼마간은
허둥됐다.

오줌을 받는 법에도 서툴렀지만 마시는 것도 그랬다. 처음에는 냄
새가 역겨워 구역질이 나서 입만 적실 정도로 마셨는데 그나마 다 토
해내기 일쑤였다.

어느날 작심하고 아침에 일어났지만 얼결에 그냥 변기에 올라앉아
소변을 보고 말기를 이틀이나 더했다. 사흘째 되는 날은 정신을 차리

려고 밤에 잘 때 아예 변기 뚜껑을 닫아놓고 잤다. 아침에 일어나서 무심결에 변기를 보다가 생각나서 바닥에 쪼그리고 앉아서 처음 오줌을 버리고 중간뇨를 받아 숨을 쉬지 않고 마셨다.

급하게 세 모금을 마셨는데 그게 체해서 눈물이 쏙 빠지도록 배가 아팠지만 오줌 먹고 체했다고 누구한테 제대로 말도 못하고 앓았다. 이튿날부터는 천천히 마셨다. '내가 병에 걸려서 오줌까지 먹게 되다니 기가 막히는구나 …'

그렇게 생각하면서도 요료법과 함께 철저한 식이요법에 들어갔다. 기름진 음식이나 등푸른 생선에 콜레스테롤이 많이 들어 있다는 얘기를 방송에서 본 이후로 그런 음식들을 가급적 입에 대지 않았다. 새벽에 오줌을 받아 마시고는 곧바로 운동화를 신고 나가 동네를 크게 한 바퀴 뛰었다. 그렇게 관리하고 나니까 체중이 10kg 정도 감소했으며 피부도 고와졌고 활력도 넘쳐났다.

그 후 혈압 약을 먹지 않고도 잘 지내고 있다고 한다.

- 서울에 사는 모 대학의 교수에게는 뇌졸중에 걸린 아들이 있었다. 저명한 의사들에게 검진을 받는 등 치료에 온 힘을 기울였으나 계속 악화되기만 할 뿐이었다.

백방으로 알아본 끝에 마지막이라는 생각으로 아들에게 요료법을 시키기 시작했다. 며칠 지나자 설사가 계속되었다. 20cm나 되는 기생충도 빠져 나왔다.

이들 부자는 열심히 운동을 하면서 몸의 컨디션을 유지했고 건강에 관한 책을 사다가 탐독해서 중풍에 관한 한 웬만한 의료종사자 뺨

칠 정도가 되었다. 책에 쓰인 대로 또한 의사가 지시한 대로 실천해 나갔다.

요료법을 실천하면서 우선 헬스클럽에 등록을 하고 밥은 걸러도 운동은 거르지 않는다는 신념으로 서로를 격려했다. 체중은 줄였고 몸의 근육은 키웠다. 술과 기름진 음식은 피하고 담배도 끊었다.

그러면서도 마음의 평정을 찾으려고 무던히 노력을 했다. 마침내 뇌졸중 증세도 완전히 회복되었다. 그들 부자는 오줌이야말로 자신의 몸에 꼭 맞는 치료제라고 생각하며 지금도 꾸준히 요료법을 하고 있다.

4
신장병

　　　　　신장병은 신장의 고유기능인 노폐물 배설기능이 잘 되지 않아 생기는 질환으로 특히 간염이나 결핵, 당뇨, 동맥경화를 앓고 있거나 고혈압인 경우 그리고 약물을 수년간 복용할 경우에 생기기 쉽다. 일반적으로 그 증상이나 경과가 완만하여 자각증상이 거의 없는 만성질환이다.

　신장에 이상이 생기면 소변을 자주 보게되고 오줌에 거품이나 피 등이 섞여 나오기도 한다. 또한 배뇨시 통증이 있고 몸이 붓는 증상이 나타나는데 주로 낮에는 다리, 자고 난 아침에는 눈언저리가 유독 많이 붓는다. 안색이 창백하고 거무스름하며 배변 습관이 불규칙해지면서 혀에 허옇게 백태가 끼는 증상도 나타난다.

　신장병은 남성보다 여성이 걸리기 쉬우며 특히 임신, 출산은 신장에 큰 부담을 주게 되므로 주의가 필요하다.

― 30대 초반의 한 부인은 이미 의사가 얼마 살지 못한다는 선고를 내린 상태였다. 호흡이 약간 곤란했고, 오줌의 양이 적은데다 걸쭉하고 피고름 같았다. 일년 전에 찍은 사진을 보면 그녀는 아주 아름다운 여인의 표본이었다.

그녀의 키에 준하는 정상 체중은 63kg이었으나 실제 그녀의 체중은 117kg이었다. 의사의 사형선고에도 불구하고 그녀는 죽어 가는 사람 같지는 않았다. 하지만 그녀의 상태는 매우 심각하고 괴로운 것이었다.

그러나 요료법을 시작하자 냄새가 지독하고 찌꺼기가 많아 탁하고 걸쭉했던 오줌이 맑은 빗물처럼 변해갔고 배설도 자유로워졌다. 자신의 오줌을 마시는 효과가 엄청났기 때문에 몸의 구석구석에서 울혈상태를 해소시킬 수 있었다.

오줌을 마신 지 나흘이 지나자 그녀의 오줌은 무미, 무취한 상태로 변하면서 차츰 병증도 호전되었다.

― 서울에 사는 김모 씨는 몇 년 동안 부실한 식사를 해 왔다. 거기에 하루에 8잔의 커피를 마시고 평균 25개비의 담배를 피웠다. 두 사람의 의사에게 얼마 동안 치료를 받았는데 그 동안 그의 체중은 110kg으로 증가했다. 마침내 그는 목숨이 위험할 수도 있다는 선고를 받았다.

그는 요단식을 했다. 고행의 단식을 시작한 지 나흘째부터 그는 거의 빗물과 같이 맑고 무미한 오줌을 배설했고 부기도 놀라울 정도로 빨리 없어지기 시작했다. 빈혈증도 있었는데 7주만에 없어졌다. 그는 오줌을 통해 모든 면에서 10년 전의 젊음을 되찾아가고 있었다.

5
심장병

        심장병은 대부분 심장근육을 둘러싼 혈관의 협착이나 과도한 심장근육의 운동으로 인한 심장비대, 심장근육의 지방침착 등으로 인해 심장이 제기능을 발휘하지 못해 일어나는 각종 순환기계 질환을 지칭한다.
  울혈성 심부전을 일으킬 정도로 심장병이 심해지면 심박동이 불규칙해지고 움직일 때 숨이 짧아지며 발과 발목이 붓는 증상이 나타난다. 또한 늘 피로하고 식욕, 성욕이 없어지며 혈맥이 섞인 가래와 기침이 난다.
  심장병은 비타민 B_1, 무기질, 특히 칼륨 같은 영양소의 결핍에서 올 수도 있고 심장근육에 지방조직이 침착돼 심장근육운동을 방해하거나 다른 질환으로 전분질이 침착 되는 경우 또는 심한 빈혈, 혈색

소증, 스트레스 및 바이러스 감염 등이 원인이 되기도 한다. 따라서 심장병의 원인이 되는 이러한 근본 질환을 치료하지 못하면 심장병에서 완전히 회복되기는 어렵다.

- 중년의 박모씨는 심장 판막증 때문에 몸이 불편했다. 그는 가끔씩 길에서 졸도를 하기도 해서 항상 주머니 속에 비상약을 넣고 다녔다.

담배도 금지되고 약이라면 단지 발작증에 복용할 알약만 가지고 다녔다. 이렇게 일년동안 의사의 치료를 받으면서 명치 부위에 수상한 혹을 찾아내기 위해 수술을 계획하던 중이었다.

그러던 어느날 기절해 쓰러져 있던 자신을 옮겨 주던 50대 한 아주머니로부터 요료법을 권고 받았다. 처음에는 역겹고 더러운 생각이 들어 망설였지만 심장이 두근거려 더 이상 움직일 수 없을 지경에 이르자 어쩔 수 없이 요료법을 하기 시작했다.

처음에는 오줌의 냄새가 심해 마시기가 무척 힘들었고 몸도 부어 올랐지만, 곧 괜찮아졌다. 요료법의 효능을 실감한 박씨는 이어 오줌으로 전신마사지를 하기 시작했다. 얼굴과 목, 그리고 발을 위주로 마사지한 다음 깨끗한 온수로 씻어냈다.

그렇게 박씨는 매일 아침 마사지를 하면서 요료법을 실천하자, 몸이 점점 좋아져 병원에도 가지 않았다.

한 달이 지나니 건강이 놀랄 만큼 좋아져 직장에도 복귀할 수 있었다. 12주 후에는 건강이 완전히 회복되었다. 그는 요료법을 시작한 후 단 한 번도 심장 발작을 보이지 않았으며 재발의 두려움이 거의 없어지자 약을 모두 불태워버렸다.

- 최모씨는 전신이 붓는 심장병 환자였다. 다리, 발, 복부가 크게 부어 올랐으며 심장도 상당히 팽창해 있었다. 환자의 상태가 매우 심각하다고 진단한 의사는 앞으로 몇개월 정도밖에 살지 못한다고 선고했다.

그러자 그는 현대의학이 아닌 다른 치료 방법을 찾기 시작했고 결국 한 자연요법 요양소에 들어가게 되었다. 그러나 거기서도 별 치료 효과를 보지 못하였다.

병원에서도 얼마 못살 것 같다는 위급한 상황을 알리며 그냥 집으로 모실 것을 종용했다.

최씨가 요료법에 대해 들은 것은 그런 절박한 시점이었다. 최씨는 어차피 죽을 몸이라는 생각에 주저 없이 요료법에 들어갔고 6주 후 기적적으로 회복되었다. 최씨를 담당했던 의사도 그의 치료 사실에 매우 놀라워했다.

6
피부병

　　　　　어린아이처럼 보드라운 피부는 모든 사람들의 공통된 희망사항이다. 그러나 환경오염과 신체대사의 균형 이상 등으로 피부질환 환자의 숫자는 오히려 늘어가는 추세이다.

　피부질환의 종류에는 알레르기성 피부질환, 습진성 피부질환, 세균, 바이러스, 곰팡이, 기생충에 의한 피부 감염증, 유전성 피부질환, 직업성 피부질환, 정신피부질환, 광과민성질환, 피부면역 질환, 피부대사이상증, 피부의 양성 및 악성 종양 등 헤아릴 수 없이 많다.

　피부는 내부 장기의 거울이라는 말이 있을 정도로 내과적인 질환과 연관을 가지는 경우가 많아 근본적인 치료가 없으면 잘 낫지 않을 뿐더러 약을 장기간 복용할 경우 콩팥 등 다른 기관의 기능이 저하되어 문제가 생기기 쉽다.

건강한 피부는 약 1% 정도의 요소를 함유하고 있는데 요소가 부족하면 피부가 건조해져 갈라지고 터지며 붉게 변한다. 특히 신경성 피부병 환자들의 피부에는 요소 함량이 적은데 이러한 피부에 요소를 공급하면 증상이 개선되는 것을 발견할 수 있다.

오줌을 마시거나 마사지하는 것도 피부에 요소를 공급하는 한 방법이다. 여드름, 아토피성 피부병, 기타 알레르기성 피부병, 식중독 발진 등에도 오줌은 최고의 약이 된다.

피부는 죽은 것이 아니며 엄연히 살아 숨쉬고 있다. 따라서 피부에 적용하는 약이나 화장품은 먹어도 해롭지 않은 정도의 것이라야 한다. 그러나 우리가 바르는 로션이나 크림은 먹으면 어떻게 될까? 만일 먹을 수 없는 화장품이라면 피부에도 좋을 리가 없다.

그러나 오줌은 안심하고 먹어도 좋을 정도로 훌륭한 치료제이므로 환부에 발라도 아무런 문제가 없다. 오히려 그보다 좋은 미용법은 없을 것이다.

피부를 깨끗하고 건강하게 하는 효과적인 오줌 마사지 방법을 소개하겠다.

우선 밀가루와 계란 노른자에 마시고 남긴 오줌을 넣고 고루 섞는다. 흘러내리지 않을 정도의 묽기면 좋다. 이 특수 크림(?)을 얼굴과 목에 정성껏 바르고 잠시 그대로 두었다가 물로 씻어 버리면 된다. 한번에 일정량을 만들어 비닐을 씌워 냉장고에 넣어 두고 사용해도 좋다. 2, 3일에 한 번쯤 팩을 한다면 화장수가 필요 없게 된다.

옛날 양귀비도 어린이 오줌을 마시고 얼굴에 바르기도 했다고 하니, 피부미인이 되고 싶으면 한번 실천해 보는 것이 어떨까.

- 70세의 한 노인은 마른버짐이 생겨 일주일 동안 오줌과 물만으로 단식을 했다. 그리고 3개월 후 다시 1주일간 단식을 하고 하루에 세 번씩 한 시간 동안 자신의 오줌으로 마사지를 했다. 얼마 지나지 않아 마른버짐이 없어졌다.

- 중학교에 다니는 한 학생의 몸에 수포가 생겼다. 이 학생은 갑작스러운 통증에 고통을 호소하며 거의 잠을 이루지 못했다. 그러던 중 그의 어머니가 우연히 요료법을 전해듣고 매일 전신에 오줌 습포를 해주었더니 18일만에 치유되었다.

- 직장에 다니는 박 모씨는 사춘기 시절부터 여드름 때문에 고민해 왔다. 그녀의 애인은 피부관리 좀 잘할 수 없느냐며 항상 성화였고 이런 말을 들을 때마다 그녀는 은근히 속이 상했다.
수시로 피부과와 피부관리실을 드나들며 많은 돈을 지출했고 이것저것 안 해본 것이 없었지만 고질적인 여드름은 좋아질 기색이 없었다. 그러던 중 그녀도 요료법을 시작하게 됐고, 한 달 정도 지나자 얼굴에 여드름이 확실하게 줄어들었다. 주변친구들이 비법을 물어왔지만 차마 오줌을 마신다는 얘기는 꺼낼 수가 없었다.

- 부산 서대신동에 사는 50대의 김모씨53세는 알레르기 체질로 인한 두드러기로 많은 어려움을 겪어 왔다. 밤잠을 설칠 정도로 가려워 피가 나도록 긁었더니 원인 모를 피부병까지 생겼다. 그런데 요료법을 실천한 지 2년 10개월만에 90%가 완치되었다.

- 서울에 사는 김 모씨60세는 지난 20년 동안 여름만 되면 습진으로 양쪽 팔이 벌겋게 되는 피부질환을 앓아왔다. 서울시내 유명한 피부과는 다 다녀봤을 정도로 정성을 기울였지만 피부병은 쉽게 낫지 않았다. 그런데 요료법을 실천한 지 1년 후부터는 여름에도 습진이 재발되지 않았다. 이 씨에게는 정말 꿈만 같은 일이었다.

- 전라도에서 농사를 짓는 최 모씨52세는 지난 10년 간 몸 여기저기에 종기가 끊이지 않아 종기로 많은 어려움을 겪었다. 때로는 고름이 가득 찬 종기가 전신에 돋기도 했고 바쁜 농사철이면 종기 난 몸으로 일하기가 여간 고통스러운 것이 아니었다.

병원에서 치료를 받고 입원까지 해 봤지만 별다른 차도가 없던 차에 요료법을 알게 되었다. 두 달간 매일 두 번씩 오줌을 마시고 종기가 난 환부에 며칠동안 묵힌 오줌으로 습포를 해주면서 10일간 요단식을 했는데, 신기하게도 그렇게 괴롭히던 종기가 사라졌다.

최씨는 요료법의 원리와 효능 등에 대해서도 잘알지 못했으나 그저 오줌을 마시고 환부에 발라주면 나을 수 있다는 말만 듣고 실천했다. 이처럼 요료법은 특별한 지식이나 이론을 몰라도 얼마든지 실천이 가능하며 효과를 볼 수가 있다.

돈도 들지 않는다. 돈이 없으면 치료도 받을 수 없는 현대의학과는 비교도 할 수 없는 것이다.

돈이 들지 않고 재벌이나 가난한 서민들이나 누구나 평등하게 실천하면서 효과를 볼 수 있는 것이 바로 이 요료법인 것이다.

비만

　　현대의학에서 비만은 일종의 질병으로 분류되고 있다. 비만증은 섭취한 에너지중 소비하고 남는 것이 지방질로 전환되어 인체의 여러 부분, 특히 피하조직이나 장 간막에 축적되는 현상으로 체중이 표준체중의 20%를 초과할 경우를 말한다.

　　몸 속에 잉여지방질이 늘어나면 피하뿐만 아니라 몸 속의 장기와 혈관 등에도 고루 쌓이게 되는데 1차적으로는 지방층이 두꺼워지면서 주변의 장기를 눌러 기능을 떨어뜨린다.

　　2차적으로 혈관이 좁아져 심장마비를 일으킬 확률도 높아지고 고혈압과 뇌졸중이나 심혈관 질환의 원인이 되며 당뇨병 발병의 위험도 증가한다. 사람의 수명은 허리둘레에 반비례한다는 말이 전혀 근거 없는 말이 아닌 것이다.

　　비만은 정도와 증상에 따라 다양한 합병증을 유발한다. 우선 운동시 호흡 곤란이 일어나고 횡경막 거상 등으로 인한 만성기관지염, 기관지 폐렴 등이 생기기 쉽다. 또한 통풍, 월경 이상, 성욕 감퇴의 주요원인이 되기도 한다. 뚱뚱해질수록 수명은 줄어들고 병은 늘어난다고 보면 된다. 따라서 건강을 위해서는 무엇보다 비만하지 않기 위한 노력이 필요하다.

자연요법에서는 비만증의 원인을 과식으로 보지 않고 자연식품에서 얻어야 하는 필요한 영양분이 부족하기 때문에 일어나는 분비선의 부조화로 인해 체내에 쌓인 독소의 배설이 원활하지 않은데 있다고 설명하고 있다. 따라서 비만의 경우도 오줌단식으로 피를 깨끗이 하고 부조화된 분비선을 정상으로 회복시켜 주면 개선할 수 있다.

특히 요즘은 얼짱, 몸짱하면서 얼굴가꾸기나 몸매 만들기가 더욱 유행이다.

다이어트 열풍도 식을 줄을 모르는 것 같다. 그러다보니 몸맵시를 내려고 불필요한 혹은 무리한 다이어트를 하는 젊은이들도 많다. 다이어트용 약품이나 보조식품을 동원하는가 하면 먹는 것을 줄이거나 아예 몇 끼씩 굶어 버리는 사람도 있다. 그러나 이런 식의 다이어트는 일시적 효과는 있을지 모르나 근본적인 방법은 결코 될 수가 없다.

날씬한 몸매를 원하는 사람에게도 오줌 마시기를 권한다. 오줌은 만병에 효과가 있을 뿐 아니라 인체가 반드시 필요로 하는 물질을 함유하고 있는 영양 음료이다. 그러므로 공복시에 오줌을 마시면 만복감을 주기 때문에 음식탐을 하지 않게 된다. 무조건 굶는 것보다 오줌을 마시면서 굶으면 살이 빠져도 오줌에 들어 있는 생리 활성 물질의 작용으로 혈행이 좋아지므로 살결도 거칠지 않게 되고 부드럽고 고와진다.

- 40세의 한 부인은 80kg이나 나가는 체중 때문에 고민이 많았다. 그녀는 대식가는 아니었지만 식사를 불규칙하게 했고 한 번 먹으면 포식을 했다. 생각 끝에 여러 가지 식이요법과 단식도 해 보았지만 단식이 끝난 후에 식사를 정상으로 시작하면 요요현상 때문에 단식하기 전보다 더 빨리 체중이 불어났다.

그러던 중 요료법이 좋다는 이야기를 듣고 오줌단식과 마사지를 병행했다. 그러자 14일 후에 체중이 60kg으로 감소했고, 그 후 균형적인 식이요법 덕택에 적정한 몸무게를 유지하게 됐다. 지금은 친구들로부터 나이 보다 훨씬 젊어 보인다는 칭찬까지 듣고 있다.

오줌단식 등 요료법이 비만에 효과적인 것은 요료법으로 다스린 살은 빼고 난 후에도 요요현상이 일어나지 않기 때문이다.

일반적인 단식의 경우 심한 공복감과 배고픔 등이 수반되지만 오줌을 마시면서 단식을 하면 공복감이나 배고픔이 덜하다. 생수를 마실때와도 전혀 다르다. 그만큼 오줌에는 인체가 요구하는 영양물질과 각종 생리활성물질이 함유돼 있기 때문이다.

요즘도 설사제나 이뇨제 성분이 함유된 엉터리 다이어트 제품이 시중에 유통되면서 날씬해지를 희망하는 수많은 여성들을 유혹하고 있다.
 수십만원에서 수백만원이 되는 이런 제품들이 실제로 엄청나게 팔리기도 한다는 것이다. 설사와 소변을 통해 몸안의 수분과 전해질이 빠져나가 건강을 해치면서 일시적으로 날씬해 진들 무슨 소용이 있겠는가.

8
에이즈

　　　　　　에이즈는 인간면역결핍바이러스HIV의 감염에 의해 사람의 면역체계가 서서히 붕괴돼 결국 죽음에 이르게 되는 병이다.

　감염 직후 가벼운 몸살 감기 같은 증상이 나타나는 수도 있으나 대개 5~10년에 이르는 잠복기간 동안은 특별한 자각 증상이 나타나지 않는다.

　일단 면역기능이 일정수준 이하로 떨어지게 되면 인체의 방어체계가 무너지기 때문에 세균이나 곰팡이에 의해 피부, 호흡기 질환 및 악성종양 등에 무방비 상태가 된다. 아직까지 완치할 수 있는 약이나 예방백신이 개발되지 않았으며 발병 후에는 결국 사망하게 되는 치명적인 병이다.

　그러나 감염 후에도 면역기능을 정상적으로 유지하기 위한 각종 약제들이 개발되어 있어 감염됐다고 무조건 죽는 것만은 아니다.

1) 동성애자와 에이즈

1980년대 초 미국 샌프란시스코의 남성동성애자와 마약 상용자들 사이에서 에이즈가 번져나간 것을 당시의 미행정부와 일부 언론이 왜곡시켜 알림으로써 마치 에이즈가 동성애자들만의 병인 것처럼 알려지기 시작했다.

이는 동성애자들에게 편견을 갖게 하는 구실이 되었을 뿐만 아니라 에이즈라는 병을 축소, 왜곡시킴으로써 초기에 확산을 방지할 수 있는 기회도 잃은 결과를 초래하고 말았다.

아직까지 국내에도 에이즈와 동성애자에 대한 편견이 광범위하게 유포되어 있는 실정이다. 동성애자들만이 에이즈에 걸리는 것으로 잘못 알고 있는 경우도 있다. 그러나 에이즈가 동성애자만 걸리는 병은 결코 아니다. 이성간의 성접촉은 물론 간혹 수혈로 감염되는 경우도 있다.

하여간 에이즈는 바이러스에 의해 질병에 대한 방어기능이 상실되는 병으로 피부염과 물집, 구강염, 식도염, 대상포진, 폐렴, 결핵 등의 합병증으로 결국 사망하게 되는 아직까지는 불치의 병이다.

에이즈 바이러스는 그 모양을 자주 바꾸기 때문에 약효가 있는 백신을 만들기가 어려워 아직까지 특별한 치료법이 개발되지 못하고 있다.

1999년 5월 독일의 한 휴양마을인 게스펠더에서 개최된 제2차 세계요료법학술대회에서 한국MCL연구회 김정희 회장이 요료법으로 에이즈를 예방, 치유할 수 있다는 임상사례를 발표해 주목을 받았다.

- 28세 미혼의 K씨는 서울에서 직장을 다니는 청년이다. 젊은 나이에 섹스에 빠져들다가 에이즈 환자가 되고 말았다.

증상이 시작된 것은 1996년 8월이었다. 온 몸에 맥이 빠지고 나른해지며 잠시도 서 있기가 힘들었다. 그러다 보니 섹스에 대한 욕구도 없어지고 자신감이 점점 사라졌다. 체중도 급격히 줄어들었다. 그러던 어느 날부터 설사가 시작되었다. 견디다 못해 병원에서 진찰을 받았더니 에이즈 양성환자라는 결과가 나왔다.

청천벽력 같은 진단이었다. 눈앞이 캄캄하고 죽고 싶은 심정이었다. 그러나 가만히 생각해 보니 앉아서 죽을 날만 기다리기에는 뭔가 억울하다는 생각이 들었다.

어떻게든 살아야겠다는 각오로 이것저것 안 해본 것이 없었다. 그러던 중 서점에서 요료법이란 책을 보게 되었다. 그 날부터 바로 실천에 들어갔다. 그것이 1996년 12월이었다.

오줌을 마시기 시작한 지 석 달쯤 되자 피곤이 없어지는 것을 느꼈으며 몸도 가벼워졌다. 나오는 오줌을 한 방울도 남김없이 마시기 시작한 것은 5개월 만인 1997년 5월이었다.

6개월로 접어들자 마음이 안정되었다. 살 수 있다라는 자신감이 생겼으며 체중도 정상으로 회복되었다. 오줌 맛을 좋게 하기 위해 채식으로 식성을 바꾸고 좋아하던 담배도 끊었다. 8개월이 지나 병원을 다시 찾았을 때 그는 기어이 음성판정을 받아내고야 말았다.

— 요료법으로 에이즈를 치료한 가까운 친척의 경험을 말하고자 한다. 그는 요료법이 좋다는 말을 듣고 4년째 그 방법을 실천하고 있었다. 요료법을 시작한지 1년 후, 그의 몸은 확연하게 회복되기 시작했고 지긋지긋하게 그를 괴롭히던 급성 폐렴도 재발하지 않았다. 그가 의지한 것은 오줌단식과 면역자극제 뿐이었다.

1998년 4월부터 자신의 오줌을 마시기 시작한 그는 이렇게 해서 같은 해 11월, 완치되기에 이르렀다.

9
기타 질병

▶▷ 상처와 화상

오줌에는 상처 치유능력이 뛰어난 알론타인이란 성분이 포함되어 있다. 그래서 요료법을 하면 통증이 심한 상처, 칼에 베인 상처, 욕창, 녹슨 못에 의한 상처, 가시에 찔린 상처, 악취를 풍기는 상처 및 중증의 상처까지 신속한 회복을 보인다.

일반적으로 3~4일만에 치료되지만 약물 치료를 받았던 환자나 중증의 환자는 10~18일 정도의 시간이 걸리기도 한다.

- 40대 초반의 한 여자가 팔에 화상을 입어 매주 병원에서 치료를 받고 있었다. 일년 전에 입은 화상이 낫지 않고 상처가 덧나기를 반복했던 것이다.

의사들은 심한 화상자국이 남을 것을 염려해 독성이 강한 연고 등의 외용약을 적용했다. 정통의학적 치료에 넌덜머리가 난 그녀는 요료법을 실시했다.

화상을 입은 팔을 하루에 세 번씩 오줌으로 씻어내고 같은 오줌을 가지고 몸의 다른 부위를 오랫동안 맨손으로 마사지했다.

또 오줌과 냉수만으로 단식을 하고 잠시 일광욕을 하는 것을 4일간 계속했다. 일주일이 더 지나자 상처의 터진 자리는 가는 흉터만 남기고 아물어갔다.

만 일년 동안 현대의학적 치료를 받아도 소용없던 화상이 요료법으로 단 10일만에 완치된 것이다.

▶▷ 전립선 비대증

전립선은 남성에게만 있는 장기이며 정액을 만들어 내는 곳이다. 방광의 바로 밑에 위치하고 있으며 요도의 가장 밑 부분을 둘러싸고 있다. 크기는 2×3×4㎝정도이고 무게는 약 15g 정도이다. 모양이나 크기가 밤톨 정도라고 생각하면 된다.

전립선은 5개의 잎 조각으로 구성되어 있고 골반의 가장 깊숙한 곳에 위치하고 있어서 여기에 질병이 생기면 접근하기가 매우 어려울 뿐만 아니라 치료 또한 쉽지 않다. 그렇지만 전립선은 직장의 앞에 위치해 있어서 전문의사는 항문으로 손가락을 넣어서 만질 수 있다. 내시경을 이용하면 전립선의 안쪽까지도 볼 수 있다.

방광의 바로 밑에 위치한 접립선은 요도를 둘러싸고 있기 때문에 전립선에 질병이 생기면 오줌 누기가 힘들고 자주 마려울 뿐 아니라 오줌을 누고 난 후에도 시원하지 않다. 흔히 말하는 오줌소태가 바로 이러한 이유로 해서 나타나는 방광 자극인 것이다.

전립선에 질병이 생기면 생식기 질병 즉 성병에 관련이 있는 것으로 오인하는 환자가 종종 있다. 사실 전립선이 위치하는 곳이 방광과 요도의 부근이기 때문에 그렇게 생각하기 쉽지만 그것은 전립선에 대한 이해가 부족하여 생긴 오해이다.

전립선 질병을 가지고 있는 비율을 보면 60세 이상은 60%, 70세 이상은 70%, 80세 이상은 80%에 이르는 등 나이에 비례하여 증가하는 면을 볼 수가 있다. 전립선 질환은 심하면 암에까지 이르기도 한다.

전립선 비대증의 원인은 아직 알려진 바 없으나 남성호르몬의 이상과 관련이 있는 것으로 의심되고 있다.

전립선비대증에 요료법이 매우 효과적이라는 체험담이 나와 있는데 이는 오줌에 의한 호르몬 작용의 정상화로 질병이 개선된 것으로 이해되고 있다.

- 직장에 다니는 김모씨56세는 언제부턴가 배뇨에 어려움을 느끼기 시작했다. 그가 고통을 호소하자 직장 동료가 매일 아침 일어나자마자 자신의 오줌을 마셔 보라고 충고했다. 그 결과 한 달 후에 전립선 비대증이 말끔히 해소되었다.

▶▷ 탈모증

정상인의 모발은 일정 기간 자라다가 빠지고 다시 자라는 생장기·퇴행기·휴지기를 반복한다. 탈모의 원인으로는 유전적인 대머리가 가장 흔한 경우이며 그밖에 원형 탈모증, 휴지기 및 생장기 탈모증, 내분비질환, 외상, 감염, 홍반성 루프스 등 매우 다양하다.

현대의학에서도 아직까지 만족할 만한 효과가 있는 약물요법은 없으나 미녹시딜 용액의 도포나 안드로겐의 영향을 억제하는 약제 등이 부분적으로 도움이 되기도 한다. 그러나 약물요법은 장기간 사용해야 하고 일부분에서만 효과를 보이며 끊을 경우 다시 재발하는 등의 문제점이 있다.

가장 좋은 치료법은 요료법을 실천하는 것이다. 오줌으로 머리를 감고 마사지를 해주면 탈모 증상이 없어질 뿐 아니라 머리카락 색깔이 정상으로 돌아오고 꾸준히 하면 머리카락이 새로 나 놀라움을 금치 못한다.

- 60세의 한 노인은 탈모 예방에도 요료법이 좋다는 이야기를 듣고 실천에 옮겼다. 매일 오줌을 마시면서 머리에 오줌을 발랐는데, 더 이상 탈모 현상이 나타나지 않았으며 하얗던 머리카락도 차츰 검은 색으로 변하고 있었다.

- 마산에서 상업을 하는 김모씨37세는 몇 년 전부터 머리가 빠지기 시작했다. 그는 노총각인데다가 여자들에게 호감을 주는 인상도 아니었기 때문에 아침에 머리를 빗을 때마다 한 숨이 푹푹 나왔다. 시장에서 장사를 하는 그는 만나는 사람마다 붙잡고 좋은 방법이 없겠느냐고 하소연했다.

어느 날인가 야채를 사러 온 한 아주머니에게서 요료법에 관한 이야기를 들었다. 그는 밑져야 본전이라는 생각으로 오줌으로 머리를 감고 마사지를 했다. 그렇게 몇 달이 지나자 더 이상 머리가 빠지지 않을뿐만 아니라 두피를 비집고 새로운 머리카락이 자라나기 시작했다.

▶▷ 성병

- 성병에 걸린 한 남자가 있었다. 그는 성병을 치료하기 위해 냉수로 단식을 했다. 8일간의 단식을 마치고 보니 증상이 더 좋아지기는 커녕 더욱 악화되었다. 그러던 중에 요료법에 관한 책을 읽게 되었다. 그는 단식을 계속하면서 요료법을 실천했다.

10일이 지나니 성병의 모든 증상이 사라지고 마른버짐도 크게 호전되었다. 그는 피부에서 흔적이 모두 없어질 때까지 요단식을 하기로 결심하고 일주일 정도를 했는데 모든 증상들이 회복되었다.

▶▷ 야뇨증

- 열 살 된 한 소녀는 어릴 적 내내 야뇨증으로 고생을 하여 전문의들에게 많은 치료를 받았다. 그러나 몸만 여위어 갈 뿐 쉽게 나아지지 않았다. 그러던 중에 8일간 오줌단식을 했는데 놀랍게도 완치되었다.

▶▷ 신장염

- 한 여인이 신장염에 걸려 치료를 받았다. 의사는 회복 가능성이

없다며 올해를 넘기기 힘들 것이라고 했다. 그때가 9월이었다. 그녀는 오줌과 냉수만으로 30일간 단식을 하며 매일 건강한 오줌으로 마사지를 하고 나서 고통스러운 병에서 벗어나게 됐다.

▶▷ 생리불순

- 한 여인이 지난 10년 동안 생리 기간이 너무 길고 주기가 짧아 많은 불편을 겪었다고 호소해왔다. 대증요법도 해보고 한방치료도 받았지만 별 효과가 없었다는 것이었다. 그녀는 생리가 2주나 계속되는 동안 요료법을 해보기로 결심했다.

비록 처음에는 오줌에 생리의 피가 많이 섞였지만 꾹 참고 용기 있게 마셨다. 단식 기간 중에는 매일 1~2리터의 냉수를 마셨다.

3일이 지나자 오줌은 정상이 되었다. 그녀는 계속해서 28일간 단식을 했고 매일 서너 시간씩 건강한 사람의 오줌으로 마사지를 했다. 그 후 이 환자는 생리불순이 깨끗이 나았다.

▶▷ 성기능 장애

생명의 복제에까지 접근하고 있는 현대과학은 불가능을 모르는 듯하지만 꺼져가는 생명을 되살릴 수 있는 묘약은 내놓지 못하고 있다. 평균수명이 길어지고 있다고는 하나 이것이 체력의 증진으로 이어지지는 않는다. 따라서 자신의 건강을 잘 관리하는 것만이 현명한 방법이다.

현대인들은 갖가지 스트레스에 시달리면서도 성의 쾌락만큼은 놓치고 싶어하지 않는다. 이에 발기부전은 전 세계의 남성들에게 공통된 고민거리이다.

현대과학은 특별한 약물을 개발하여 '고개 숙인' 남성들을 새롭게 일으켜 세우려 하고 있는데 1998년에 개발된 비아그라는 이러한 시대적 요구의 결과물이다.

그러나 이것으로 남성들이 발기부전으로 고민하던 성 문제가 완전히 해결되는가 싶었으나 곧 부작용 사례가 속출했고 사망에 이르는 경우도 보고되기에 이르렀다.

미국 FDA는 98년 4월부터 11월 사이에 비아그라를 복용한 130명의 환자가 사망하였다고 발표하였으며, 영국 의약관리청의 발표에 따르면 영국에서도 98년 7월부터 99년 4월까지 비아그라를 복용한 사람 중에서 182명이 발진이나 심장마비 등의 부작용을 일으켰고 그 중 17명이 사망한 것으로 드러났다.

이와 같이 성적으로 노쇠한 남성들에게 희망으로 부각되던 비아그라는 생명을 위협하는 위험물질로 경고를 받고 있다.

요료법을 실행하는 사람들의 경험담에 의하면 오줌이 성기능의 강화에도 효과가 크다는 것을 알 수 있다. 요료법의 원리가 생체의 신진대사를 원활하게 하여 건강을 증진시키는 것이므로 성기능이 강화되는 것은 지극히 당연한 일이다. 물론 부작용도 없다. 비아그라의 부작용이 걱정된다면 전혀 부작용이 없는 요료법을 실천해보는 것도 좋을 듯 싶다.

그러나 성 기능 개선을 위한 요료법 실천 성공 사례는 우리나라의 문화적 여건상 드러내기를 꺼려하는 경우가 많아 수집하기 어려운 실정이다.

▶▷ 두통

- 부산에 사는 강 모씨는 매일 오후면 찾아오는 두통으로 오랫동안 고생했다. 급기야 두통이 너무 심해 더 이상 직장을 다닐 수 없는 지경까지 되었다. 그러던 어느 날 친구의 권유로 요료법을 실천하게 되었다. 첫날은 구토를 했지만 3일 동안 오줌을 계속 마신 후에는 만성두통에서 벗어날 수 있었다.

▶▷ 치통

- 경기도 부천에 사는 최 모씨는 요료법의 적극적인 신봉자다. 어느 날인가 갑자기 치통이 찾아왔다. 오줌으로 가글링을 시작한 지 20분만에 치통이 가라앉았고, 3일 후에는 치통이 완전히 없어졌다. 김씨는 오줌이 진통제 못지 않은 효과가 있다고 극찬했다.

▶▷ 치조농루

- 그는 치과의사로부터 치조농루를 앓고 있다는 진단을 받았다. 요료법이 좋다는 얘기를 동네 쌀집 주인에게 들었기 때문에 그는 치과의사에게 말하지 않고 매일 자신의 오줌을 마시고 오줌으로 양치질을 했다. 놀랍게도 8주만에 치조농루 증상은 완전히 사라졌다. 의사는 치조농루가 치료될 정도로 그의 건강상태가 좋아진 이유를 궁금해했다.

▶▷ 콧병

- 대전에 사는 김모씨66세는 10년 동안이나 콧병으로 고생했다.

코를 풀면 가끔씩 코에서 진한 액체와 피가 흘러나왔고 열을 동반한 통증도 있었다. 그는 콧병을 치료하기 위해 요료법을 시작했다. 하루 두세 번 오줌을 코로 흡입했는데 얼마 지나지 않아 완치되었다.

▶▷ 귀 질환

- 강원도에 사는 김모56세씨는 갑자기 귀가 먹먹해 지더니 3개월 동안 아무 것도 들을 수가 없었다. 병원에 가서 치료를 받아봤지만 여전히 귀는 먹먹했다. 그는 요료법을 시작했다. 약 170cc의 오줌을 하루에 두세 번 마시고 따뜻하게 데운 오래 묵힌 오줌으로 전신을 마사지했다. 그리고 귀에 몇 방울 씩 넣어 주었는데, 보름이 채 안되어 완치되었다.

▶▷ 황달

- 서울에 사는 민모65세씨는 눈에 황달기가 찾아왔다. 병원에 가서 진료 후 약을 먹어도 차도가 없었다. 그러던 중 그의 부인이 요단식을 하라고 권했다. 요단식 후 사흘만에 누렇게 변색된 피부가 차츰 정상을 되찾았다. 단식의 고행을 계속하다 보니 놀랍게도 피부 색깔이 생기 있고 건강하게 바뀌는 것이었다.

▶▷ 녹내장

녹내장은 수술로 완치되기 어려운 아주 심각한 질환이다. 병원치료를 받아본 적이 없는 녹내장 환자들은 대략 한 달 정도의 요단식으로 좋은 효과를 볼 수 있다. 반대로 외과 수술을 받은 사람들은 대개의 경우 가망이 없다고 봐야 한다.

▶▷ 백내장

보통 10일간의 요단식이면 눈을 가리고 있는 흐릿한 피막을 제거하는 데 충분하다고 요료법 전문가들은 밝히고 있다. 오래가더라도 한달정도면 가능하다는 것.

백내장은 몸에서 따로 떨어진 별개의 병이 아니다. 눈도 신체의 일부분이고, 따라서 다른 증상 때문에 몸 전체를 치료하는 과정에서 국부 질환은 직접적인 치료를 하지 않고도 저절로 낫는 수가 있다.

▶▷ 류머티즘

- 류머티즘을 앓아온 30대의 직장인이 고통을 호소했다. 그의 고통에 직장 동료가 요단식을 권했다. 처음에는 무척 꺼림칙했지만 꾹 참고 요단식을 시작했다.

삼일이 지나자 차츰 아픈 증세가 가벼워지더니 10일이 지나자 고통을 거의 느낄 수 없었다. 요단식을 할 때 요마사지와 요습포를 병행했다. 다 나은 후에는 재발방지를 위해 균형 잡힌 식이요법을 꾸준히 했다.

▶▷ 기관지 천식

- 40세의 한 남자는 17세부터 앓아온 기관지 천식 때문에 직장에서 눈치를 봐야했다. 그는 분무약을 가방에 꼭 넣어 가지고 다녔으며, 중요한 회의를 하다가도 분무약을 입안에 뿌려야 했다. 급기야

분무약이 없이는 아무 데도 갈 수가 없었다.

그는 3개월 동안 하루에 1.7리터 내지 2.3리터 정도의 오줌을 마시고 두 번에 걸쳐 각각 36시간과 40시간의 요단식을 했다. 그 결과 병에 대한 걱정이 모두 없어졌고 건강도 상당히 좋아졌다.

▶▷ 신장질환

- 서울에 사는 김모45세씨는 오른쪽 신장의 절제 수술을 받기 위해 병원에 입원했다.

그는 극심한 통증 때문에 고통을 받았다.

소변 색깔은 피 색깔이었고 엑스레이 사진에는 신장속에 커다란 음영이 보였다.

의사는 신장이 망가져서 절제하지 않으면 생명이 위험하다고 말했다. 그러나 김 씨는 수술을 거부하고 요료법을 시작했다. 자연스럽게 오줌을 마시는 습관을 들이고 요단식을 했다.

그러자 몇 주만에 통증을 느끼지 않을 정도로 좋아졌고, 오줌도 정상으로 돌아왔다. 3개월 후에 병원에서 다시 진찰을 받았는데 신장에는 아무 이상이 없었다.

▶▷ 류머티열

- 한 남성이 유행성 독감과 류머티열로 직장에도 출근하지 못한 채 꼼짝없이 집안에서 앓았다. 엉덩이, 다리, 발목이 계속 부어 올랐지만 별다른 치료법이 없었다. 그런데 요료법을 시작한 지 한 달만에 모두 완치되어 다시 직장에 출근할 수 있었다.

▶▷ 관절염

관절염은 대부분 뼈 속에 이물질이 침전되어 발생하는 병으로 매우 치료하기 어려운 질환 중의 하나이다. 그러나 증상이 심하지 않은 환자의 경우 적절한 식이요법을 하면서 오줌을 마시고 마사지를 해주면 12일에서 40일 내에 치료된다.

이 보다 더 좋은 방법은 요단식이다. 10일 정도면 대부분 치유될 수 있다. 물론 질병이 심화되어 환자가 지체장애를 동반한 불구 상태라면 완치될 가능성은 거의 없다.

▶▷ 약물의 과용

- 한 부인이 남편이 마약을 상습적으로 복용하는 것에 절망하여 남편이 잠깐 가게에 간 사이 33g의 마약을 물에 타 마셨다. 그 결과 부인은 한 10여분만에 졸도했다. 가게에서 돌아온 남편은 너무 놀라 정신을 차릴 수가 없었다.

119 구급대를 부르자니 자기의 죄가 드러나게 될 터이고 놔두자니 아내의 목숨이 어떻게 될지도 모르는 일이었다. 그러던 중에 문득 떠오른 것이 오줌이 인체에 좋다는 말이었다.

남편은 앞 뒤 재지 않고 무조건 자기의 오줌을 컵에다 받아서 아내의 입안에 부어 넣었다. 그렇게 밤새 오줌을 마시게 했더니 다음날 아침에 부인은 의식을 되찾았다. 오줌이 부인의 생명을 구한 것이다.

▶▷ 변비

- 서울 신촌에 사는 한 여성은 살을 빼기 위해 다이어트를 하다가

변비가 생겼다. 체중에 신경을 쓰다가 식사를 줄인 탓인지 온 몸의 기운이 다 빠져나간 것 같은 생각이 들기도 했다. 그런데 요료법을 시작하면서부터 하루에 한 번씩 시원하게 변을 보고 있으며 온 몸에 활력을 되찾았다. 뿐만 아니라 얼굴 피부까지 좋아져 주위사람들로부터 예뻐졌다는 소리를 들었다.

▶▷ 발진

- 수산시장에서 채소 장사를 하는 안 모씨54세는 4년이 넘도록 양쪽 팔에 돋아나는 발진으로 무척 고생을 했다. 여름에는 특히 더 심했는데 그의 팔을 본 손님들은 생선을 사려다가도 그냥 가버렸다. 전염병은 아니지만 손님 입장에서 보면 꺼림칙한 모양이었다. 그래서 여름에도 긴 면티를 입고 지낼 수밖에 없었다.

여러 가지 연고와 물약을 다 발라 보았으나 별다른 효과를 보지 못했다. 그러다가 우연히 오줌으로 씻으면 낫는다는 얘기를 들었다. 그는 아침 저녁으로 하루에 두 번 오줌을 마셨고 한 사나흘 묵힌 오줌으로 팔뚝을 씻었다. 그랬더니 차츰 발진이 가라앉았고 일년이 지나자 완전히 나았다.

▶▷ 눈병

- 용접 일을 하는 김씨45세는 저녁마다 눈에 오줌을 넣고 잔다. 언젠가 그 동네에 눈병이 유행하고 있을 때였다. 이웃의 아주머니가 눈병에 걸렸다며 오줌을 바르는 것을 보고 놀랐던 일이 있었는데 더욱 놀라운 것은 아주머니의 눈병이 없어진 것이었다.

그 아주머니는 김 씨에게 눈병을 예방하려면 빨리 오줌을 바르라고 권유했다. 김씨는 그래도 설마 오줌을 바른다고 눈병이 나았을까 나을 때가 되었으니 저절로 나았겠지 하면서 듣지 않았다. 물론 그때는 김씨가 눈병에 걸리지도 않았다.

그로부터 일년 후쯤에 김씨는 눈병이 걸렸다. 김씨는 회사 일로 바빠서 병원에 갈 시간을 내기가 쉽지않아 어렵사리 시간을 내서 병원엘 갔으나 유행성 결막염이 한창 번지고 있던 때라 병원은 환자들로 북새통을 이뤘다.

병원에 가서 대기하고 있을 만한 시간적 여유가 없었다. 궁리 끝에 아무도 모르게 오줌을 받아서 눈을 씻어 보았다. 우선 눈이 아프거나 크게 따끔거리지 않았다. 손에 닿는 촉감이 미끌거렸지만 내 오줌인데 어떠랴 하는 생각을 하니 견딜 만 했다.

이튿날 자고 일어났는데 눈이 충혈되어 있었고 조금 화끈거렸다. 고집스럽게 사나흘을 계속 했더니 신기하게도 눈이 말끔히 나아졌다. 김씨는 그때부터 밤 세수를 할 때 눈에 오줌을 몇 방울씩 넣는다.

▶▷ 냉증

- 경기도에 사는 김모41세씨는 어려서부터 몸이 허약하여 잔병치레가 많았다. 아이를 둘 낳은 후부터는 배와 무릎이 차고 발이 시려워 집에서도 항상 옷을 두껍게 입고 양말을 신고 있어야 할 정도였다.

그런데 요료법을 시작한 다음에는 배와 무릎이 따뜻해지고 발이 더워져서 밤에 이불을 덮지 않아도 잘 수 있었다.

▶▷ 혈액순환 장애

- 40세의 한 여성은 날씨에 관계없이 양손이 파랗게 변하는 혈액순환 장애가 있었다. 의사의 권유로 수술도 받았으나 나아진 것이 없었다. 결국 의사는 환자에게 증상이 호전될 가망이 없다며 병원에 그만 오라고 했다.

환자의 양손은 고름이 가득 찼고 탈저까지 생겨 축축해졌다.

결국 양손을 절단하는 수술을 해야 할 만큼 절박한 순간이 오자 그녀는 요료법을 시작했다. 소량의 오줌을 마시고 요습포, 찜질 등을 하고 심한 통증을 가라앉히는 살균연고를 발랐다. 별다른 차도가 없자 오줌과 물만으로 3주간 단식을 했다.

2주일이 지나자 그녀는 다시 양손을 사용할 수 있게 되었다. 오줌이 약물에 찌들고 불순물로 가득 찬 환자의 병든 혈액조직을 말끔히 씻어냈던 것이다.

수족냉증이나 손발이 저리는 경우 특히 요료법은 효과가 기적같다. 오줌을 마시고 20~30분정도 지나면 혈액순환이 잘돼 손발이 따뜻해 지는 것을 느낄 수 있다. 손발이 저리는 것도 개선된다.

4부

요료법과 명현반응

환자의 건강이 호전되면서 겪는 명현반응은, 앓고 있던 병증이 악화되는 듯한 증세로 나타나기도 하고 갑자기 열이 나기도 하며 설사가 나타나기도 한다.

그래서 혹시 이것이 요료법의 부작용이 아닌가 하고 걱정하게 되는데 이는 다름 아닌 요료법의 호전반응이다.

1

명현반응이란

　　　　　　명현반응은 장기간에 걸쳐 나빠진 건강이 호전되면서 나타나는 일시적 반응으로, 호전현상이라고도 한다.
　서양의학에서는 이를 알레르기나 부작용으로 간주하기도 하는데 그 이유는 서양의학의 요체가 '증상에 대한 치료'이기 때문이다. 원인치료와 체질개선을 주로 하는 동양의학에서는 명현반응을 하나의 호전현상으로 받아들이고 있다.

　환자의 건강이 호전되면서 겪는 명현반응은 앓고 있던 병증이 악화되는 듯한 증세로 나타나기도 하고 갑자기 열이 나기도 하며 설사가 동반되기도 한다. 그래서 혹시 이것이 요료법의 부작용이 아닌가 하고 걱정하게 되는데 이는 다름 아닌 요료법의 호전반응이다.

이 현상은 특히 질병이 있는 환자가 치료목적으로 요료법을 하게 되면 심하게 나타난다. 도중에 상태가 급격히 악화되는 것처럼 보이는데 이것은 환부가 전부 표면화되는 것으로 호전되기 위해 일어나는 증상이다. 쉽게 말해서 명현반응은 체내에서 원하지 않는 독소나 종양, 침입자가 있을 경우 면역체계와 맞서 싸우는 이치와 같다. 전투의 현장에서 일시적인 감기 몸살이 나타난다는 것은 좋은 상태를 의미한다.

명현반응은 자연의학과 정통한의학적 치료에서 나타나고 인정하는 현상이다.

질병을 일으키는 독소, 노폐물로 인해 어떤 질환에 이환 되어 있는 경우 치료를 위해 활성에너지를 함유한 물질을 약품이나 식품 등으로 섭취하면 몸의 상태가 일시적으로 나빠졌다가 좋아지는 현상으로 파동의학 분야에서는 파동에너지에 의한 공진 공명 반응으로 풀이하기도 한다.

청소를 하게 되면 일시적으로 먼지가 더 심하게 일어난다. 이처럼 질병이 오래 될수록, 또는 복용한 약물이 많을수록 명현반응은 심하게 일어난다. 상처나 종기가 곪기직전에 더 붓거나 심하게 아픈 경우와도 비슷하다.

2

명현반응이 발생하는 이유

구미의 자연의학계는 명현반응을 '치유의 위기' crsis for healing라고 부른다. 다시 말해 명현반응은 병이 아니라 몸이 나아지고 있다는 청신호로 간주하고 있는 것이다.

사람의 신체는 여러 기관들이 밀접한 상호작용을 하면서 유지되고 있다. 건강을 유지하기 위해서는 모든 기관들이 양호한 상태로 균형을 이루어야 한다.

사람의 몸에는 체내에서 발생한 각종의 독소를 해독하기 위해 호흡이나 땀 그리고 대 소변을 통하여 체외로 배설하는 기능이 있다.

체질이 허약한 사람이나 각종 질환을 앓고 있는 환자는 이 독소 배설능력이 약하여 인체의 유해물질을 체외로 내보내지 못하게 된다. 그러므로 하나의 기관에 병이 생기면 그것과 관련된 다른 기관도 약해지게 마련이고 신체는 건강할 때하고는 다른 질서로 생명을 유지하게 된다.

   요료법을 실시하면 생체 내에서 활성화가 이루어져 약해졌던 기관의 기능이 회복되면서 질병으로 인해 지금까지 잘못된 질서가 다시 원래의 건강한 몸의 질서로 되돌아오게 된다. 이때 몸은 일시적 혼란이 일어나게 되는데 이 현상이 명현반응이다.

3

명현반응의 증상

1) 대체적인 제 증상

헤링의 명현반응의 법칙Hering's Law of Cure에 의하면 '모든 치료는 안에서 밖으로, 머리에서 아래로, 증상이 일어난 역순으로 일어난다'고 한다.

증세가 가벼운 사람은 명현반응이 일찍 일어나서 일찍 끝나고 중증인 사람일수록 명현반응이 늦게 나타나는 것이 일반적이다.

요료법을 하고 있는 중에 통증이나 발열이 일어날 수도 있는데 몸에 침입한 외적과 싸울 때 상처가 생긴 부분의 기능을 정상화하려는 작용을 하기 때문에 일어나는 현상이다.

부스럼이 나을 때에도 심하게 가렵지 않던가. 인체에 침입한 각종 세균이나 병균, 바이러스 등 외적과 싸우고 있는 동안에는 통증이나 발열, 부기 등이 발생할 수가 있는 것이다. 체내의 면역세포와 백혈구들이 외적과 맞서 용감하게 소임을 다하다 장렬하게 최후를 맞게 되는 것이 고름이 아닌가.

건강한 세포의 경우에는 면역력이 강하기 때문에 외적이 침입할 때 아주 격렬하게 반응을 나타내고 있지만 그렇지 못한 경우에는 세포기능이 저하되므로 반응도 적고 증상도 미미하다.

호전반응은 앓고 있는 병이나 체력, 체질, 병력, 약해藥害 등 개인의 몸 상태에 따라서 여러 양상으로 나타난다.

같은 식습관을 가진 배우자와도 같지 않으며 형제는 물론 유전인자가 같은 부모하고도 다르다. 그만큼 호전현상은 각인각색이요 천차만별이다. 그 이유는 여러 가지가 있지만 사람마다 배설 속도가 다르기 때문이기도 하다.

이와 같은 호전 반응에 나타나는 증상들은 아주 많다. 습진, 피부의 발진, 설사, 미열, 환부의 통증이 더욱 악화되는 경우나 치아, 치경의 통증, 타액의 증가, 근육의 경련, 무기력증, 근육의 통증, 전신권태감, 오한, 발열, 가려움, 위장의 위화감, 구토, 설사, 불면증, 잠이 옴, 가벼운 복통, 심한 경우에는 피부습진까지 일어나는 예도 있다.

아주 드물게는 몸에서 평상시와 다른 냄새가 나기도 하고 또 어떤 경우에는 아프던 증상이 더욱 심해져서 부작용인가 의심하게 되기도 한다. 그러나 오줌으로 인한 부작용은 없고 건강이 회복되는 과정에

겪게 되는 지극히 정상적인 발현이므로 걱정할 필요는 없다.

요료법으로 인한 명현현상은 대개 요료법을 시작한 지 일주일 전후로 해서 나타나서 대부분은 사흘이내에 증상이 소실되지만 드물게는 1년~2년씩 지속되는 경우도 있다.

호전반응이 정 견디기 힘들면 마시는 오줌의 양을 줄이거나 증상이 나아지면 그때 양을 다시 늘리면 된다.

2) 명현반응과 유사한 알레르기의 특징

명현반응이 알레르기나 부작용인줄 알고 착각하는 경우가 있어서 알레르기의 증상을 참고로 하는 것도 요료법을 실천하는 데 도움이 될 것이다.

알레르기란 특정 물질에 과민반응을 일으키는 모든 증세를 말한다. 어떤 외래성 물질과 접한 생체가 그 물질에 대하여 그때까지와는 달리 변화된 반응을 나타내는 현상이다. 이것은 생체의 전신성 혹은 국소성 장애라고 말할 수가 있다.

다른 사람에게는 괜찮은 물질이 유독 특정인에게만 과민반응을 일으키는 물질이 있는데 꽃가루, 곤충, 동물의 털, 고등어, 약품, 과일의 털, 특정냄새 등이 있다.

또한 이러한 원인 물질을 접했을 때 일으키는 알레르기 증상도 다양해서 기침, 콧물, 피부가려움증, 두드러기, 설사, 두통, 부종, 구토 등을 일으키기도 한다. 특히 특정 약물에 과민반응을 보이는 사람은 고열에 쇼크를 동반하기도 한다.

생체는 이종물질에 대해서는 여러 가지 면역반응을 일으킨다. 이 면역 응답은 생체가 자기보존을 하려는 방어 메커니즘이다. 대개의 경우는 생체에 대해 보호적으로 작용하지만 가끔은 이 메커니즘이 오히려 생체에 불리하게 작용하여 장애를 일으키기도 한다. 이것이 바로 알레르기인 것이다.

과민한 생리 반응을 보이면 체질이 그 식품이나 약품에 친화력이 생길 때까지 양을 줄여보는 것이 좋겠고, 알레르기의 반응이 나타나는 식품을 먹으면 신체에 유해하므로 곧 중단하지 않으면 안 된다.

알레르기는 특정물질의 침투를 사전에 방지해 다른 질환을 일으키지 않도록 하는 일종의 체내 면역반응이다.

알레르기 자가 검진법으로 간단하게 맥박 수를 재어보는 방법이 있다. 평소의 맥박을 재어 본 후에 문제의 식품이나 약을 복용하고 나서 30분쯤 지나 맥박 수를 다시 재어본다.

그 둘을 비교했을 때 복용 후에 맥박수가 20회 이상 빨라졌다면 그것은 일종의 알레르기 반응을 보이는 것으로 간주해도 무방하다.

* 알레르기성 질환

결핵투베르쿨린반응 외 자가면역질환 병변의 일부, 과민성 폐렴, 굿패스처 증후군, 기관지천식, 다발성동맥염, 두드러기, 면역성과립구감소증, 면역성용혈성빈혈, 면역성혈소판감소증, 부적합수혈, 사구체신염, 아나필락시스쇼크, 알레르기성뇌염, 알레르기성비염, 이식거부반응, 자가면역질환 병변의 일부, 전신성에리테마토데스, 접촉성피부염, 화분증 등인데 이외도 알레르기성 질환은 무수히 많다.

그만큼 인체의 면역시스템은 그 어떤 과학으로도 완전한 규명이 어려운 신비한 체계인 것이다.

4

명현반응을 극복하는 방법

　　　　　　요료법이 반드시 효과가 있다는 확신을 갖고 호전반응을 잘 견뎌내면서 끝까지 계속한다면 분명히 병을 치료할 수가 있고 건강관리도 할 수 있다. 그러나 환자의 수명이 다 된 말기상태에서는 효과가 없으므로 평소에 예방차원에서 하루라도 빨리 실천하는 것이 무엇보다 중요하다.

　우선 호전반응이 오면 병이 나으리라는 확신을 갖는 것이 중요하다. '이제 드디어 내 몸이 나으려는 징조를 보이는구나' 라고 여겨라. 호전반응에서 오는 고통을 없애려고 침을 맞는다든지 약을 복용하는 등의 대증對症법을 쓸 수도 있겠지만 병이 완전히 치료되지 않으면 고통은 재발한다.

　앞에서도 언급했다시피 명현방응은 일시적인 현상이므로 불안해

할 필요가 없다. 오히려 자신감을 가지고 평소보다 마시는 양을 늘려 보는 것도 좋다.

호전반응에 동반되는 통증은 갑자기 나타났다가 도저히 참을 수 없을 정도로 악화되는 듯하지만 차츰 가라앉게 마련이다. 또한 증상이 나타나는 시기나 기간도 사람에 따라 많은 차이를 보이므로 남의 경우와 다르다고 해서 당황할 필요는 없다.

따라서 이상 증세에 지나치게 신경쓸 필요가 없다. 스트레스를 받지 말고 긍정적으로 생각하면서 '내 병은 반드시 낫는다' 고 자기암시를 하라. 이러한 믿음이 실제로 우리 몸에 엄청난 영향을 미친다는 것은 현대의학에서 이미 증명된 사실이다.

체질개선을 위해서도 요료법은 큰 도움이 된다.

요료법은 영양성분 뿐만 아니라 우리 몸에 필요한 생리활성성분을 보충해주어 기초체력과 활력을 높이며 면역기능을 보강시켜주기 때문에 건강체질로 바꿀 수 있게 해주는 것이다.

그런데 이 명현반응은 자연의학 또는 한의학과 현대의학과의 사이에서 너무 극명하게 상반되고 있어 사실상 환자들입장에서는 불안하고 혼란스럽기도 하다.

자연의학이나 한의학에서는 치유의 과정으로 생각하면서 명현반응을 긍정적으로 생각하지만 현대의학에서는 부작용 또는 알레르기 현상으로 간주해 명현반응을 부작용으로 몰아버린다.

이 극과 극 사이에서 환자들이나 일반인들은 고민하게 되고 망설이게 되는 것이다.

그러나 최근에 와서는 소위 현대의학이라고 하는 양의학계에서도 명현반응과 인체를 전체로 보는 전체주의 혹은 전인주의 개념을 다소나마 수용하고 있기도 하다.

신체의 모든 구조와 기능은 결코 제각각 일수가 없기 때문이다.

손발이 저린다고 손발만의 문제가 아니며 머리가 아프다고 뇌에만 문제가 있는 것은 아니기 때문이다.

간장이 나쁘면 위장기능도 떨어지고 심장이 나쁘면 혈액순환이 문제가 될 수도 있는 것이다. 이처럼 인체는 오장육부를 비롯한 모든 장기와 구조들이 서로 유기적으로 연계하며 유지되고 있는 것이다.

자연의학이나 한의학의 치료원리는 바로 이 유기적 연계라는 논리에서 시작된다.

명현반응도 이같은 인체의 오묘한 연계에 의해 인체의 모든 곳을 통해 일어날 수가 있는 것이다.

요료법으로 인한 명현반응은 가급적 견디면 된다. 지금까지 이같은 명현반응으로 목숨을 잃었다는 사례는 듣지 못했다.

좋아하는 운동이나 취미생활을 통해 신경을 분산시키는 것도 명현반응을 잘 넘기는 한 방법이 될 수 있다.

5부

요료법의 기적 체험수기

1. 신광수 선생의 요료법 체험담
2. 이양구 목사의 '내가 체험한 요료법의 기적'

1

신광수선생의 요료법 체험담

무기수로서 15년 동안의 수형생활 중에 요료법으로 건강을 회복

생년월일 : 1929년 6월 27일
출생지 : 일본 시즈호까현 하마마쯔시
본적 : 경남 양산군 히북면 히북리

1) 요료법을 실시하게 된 동기

저는 다른 사람들에 비해 지병持病이 많은 편이었지만 비교적 의료조건이 양호한 환경에서 생활해 왔기에 큰 지장이 없었습니다.

그런데 종신수로 교도소에서 생활한 후부터는 건강관리를 한다는 것이 쉬운 일이 아니었습니다. 교도소의 의무과는 사회의 병원에 비해서 시설이 빈약한 데다가 환자가 무척 많아서 몇 번이나 아픈 증세를 얘기하고 대책을 호소했는데도 만족스러운 치료와 처치를 받을 수가 없었습니다.

확신범 무기수는 다시 말해 종신수로서 생을 마칠 때까지 감옥생활을 지속해야 합니다. 여기서 자기 수명대로 다 살려면 무엇보다도 건강 문제가 우선 해결되어야 하는데, 감옥이라는 곳은 섭취하는 영양이나 운동량이 절대적으로 부족하고, 거기에다가 스트레스까지 쌓이기 때문에 수감되기 전에 가지고 있었던 지병은 물론, 새로운 질병들까지 얻기 십상입니다.

저 또한 만성기관지염, 심한 천식, 만성건습진, 축농증, 극심한 위염, 만성대장염, 치질, 구강병, 귀고막 파열, 알레르기성 체질, 냉병, 변비증 등 많은 질환으로 견디기 힘든 시간들을 보냈습니다.

그러던 중 같은 공안 사범인 손유형 씨를 만나게 되었습니다. 그분도 교도소에서 암에 걸려 가족(일본 거주)들이 보내온 '丸山완친'을 비롯한 온갖 고가의 약들을 다 복용해봤지만 오히려 악화되어 사경을 헤매게 되었다고 합니다.

그렇게 시름시름 앓던 중 일본의 대중 건강잡지에서 나까오 中尾良 박사가 쓴 '요료법尿療法'에 대한 기사를 읽게 되었다고 합니다.

처음에는 반신반의했으나, 물에 빠진 사람이 지푸라기라도 잡는다는 심정으로 요료법을 시작하게 되었다고 합니다. '오줌에 해가 없으니 밑져야 본전이다. 한번 해보자' 하며 시작한 것이 몇 달 후에는 놀랍게도 암 증세가 없어졌다는 것이었습니다.

그 후 가족에게 요료법에 관한 책을 보내달라고 해서 본격적으로 실천한 지가 벌써 8년 이상이나 되었다고 했습니다.

저는 이 분이 난치병을 고치는 과정을 지켜보면서 저 자신도 요료법으로 치료해야겠다는 결심을 하게 되었습니다.

그때가 1992년 8월 8일이었는데, 지금까지도 열심히 실천하게 된 것입니다.

흔히 혼거混居방에서는 요료법을 싫어하거나 마구 시비를 거는 사람까지 있어 그들의 눈을 피해가면서 살짝 음뇨飮尿만 한다고 합니다. 그러나 저의 경우는 0.75평의 극히 좁은 독거獨居감방에서 혼자 생활을 했으므로 타인의 간섭없이 마음놓고 요료법을 실천할 수 있었습니다.

2) 요료법의 시행단계

■ 첫번째 단계 - 오줌 마시기 (1992. 8 ~ 1993. 3 전주교도소)

처음에는 약 6개월 정도 아침에 눈을 뜨자마자 나온 오줌을 한 컵씩 마셨습니다. 그리고 점차적으로 오줌의 양을 늘려 지금은 새벽에 나오는 오줌2컵 정도을 다 마시고 있습니다.

오줌을 마실 때도 한꺼번에 사이다 마시듯 꿀꺽 꿀꺽 마시는 것이 아니라, 한 모금씩 입안에 넣어서 37~38까지 숫자를 센 다음 조금씩 타액과 혼합된 상태의 오줌을 만들어 삼켰습니다. 맨 마지막 한 모금은 신문 등을 보면서 그냥 입안에 품고 있다가 30~40분 후에 조금씩 삼켰습니다. 그리고 저녁 취침 30분 전에도 위와 같은 방법으로 한 컵씩 마셨고, 자다가 밤 중에 나오는 오줌도 받아서 천천히 마셨습니다.

그 후부터 소화가 잘 되고, 변비 증세가 완화되어 상쾌한 기분을 느낄 수 있었습니다. 또한 배가 차서 항상 복대를 하고 다녔는데, 오줌을 마신 후부터는 복대에서도 해방되었습니다.

■ 두번째 단계 - 눈, 코, 음경, 항문 세척 (1993. 3 ~ 1993. 12 전주교도소)

1993년 3월부터는 오줌을 마시면서 눈, 코, 음경, 항문 등도 오줌으로 세척하기 시작했습니다. 아침에 오줌을 마신 다음 1시간 30분 후에 대변을 보게 되는데, 그때 나오는 오줌을 넓적한 사기나 유리대접에 받아서 잠시 옆에 놓아두었다가 대변을 다 본 다음여기서는 사기, 유리그릇이 없기 때문에 플라스틱 그릇을 씁니다 미리 받아둔 오줌 그릇을 손에 들고, 오른쪽 눈에 갖다 대어 눈을 그 속에 담갔습니다.

오줌 속에서 눈을 크게 뜨고 눈동자를 37~38회 상하좌우로 굴린 다음, 또 그 오줌 그릇을 왼쪽 눈에 갖다 대고 역시 같은 방법으로 눈동자를 굴렸습니다.

처음에는 눈 안이 약간 쓰렸지만 습관이 되면서 점차 괜찮아졌습니다. 잠시 동안 눈을 적신 양은 얼마 되지 않기 때문에 그릇 속의 오줌의 양은 거의 그대로였습니다.

눈세척이 끝난 다음에는 그 오줌 그릇을 콧구멍 밑에 갖다 대고 숨을 들이쉬었다 내쉬었다 하는 식으로 30회 정도 반복하여 코 안 깊숙한 데까지 깨끗이 세척했습니다. 그리고 난 다음 6회 정도 또 오줌을 콧구멍으로 들이마셔 입으로 뱉어내고, 마지막에 또 한번 입으로 넘어가지 않을 정도로 크게 마음껏 들이마신 다음에 멈추었습니다. 그때부터는 그 오줌이 흘러내리지 않도록 하면서 약 5~7분 정도 입으로만 숨쉬었습니다. 그러자 코 안 벽에 달라붙었던 코딱지와 고름 등 불순 물들이 오줌의 힘에 의해 다 용해되어 코를 풀 때 밖으로 쉽게 배출되었습니다.

이때 억지로 코를 풀지 않고 입으로 숨쉬던 것을 코로 쉬기 시작하면서 저절로 진한 콧물이 흘러 내려오게 했습니다. 마지막에는 손을 안 대고 그냥 코로 크게 숨을 내뱉으면서 코를 푸는 식으로 했더니 코 안에 무리가 생기지 않고 아주 편안해졌습니다.

코 안을 세척한 다음에도 그릇에는 오줌이 아직 많이 남아있었습니다. 그 오줌을 그냥 버리지 않고, 다른 그릇에 옮겨놓았다가 대변을 다 본 다음 항문을 닦은 후 남은 그 오줌으로 먼저 귀두龜頭의 껍질 안과 마디를 비롯한 음경陰莖 전체를 마사지하는 식으로 깨끗이 세척했습니다.

그리고 오줌 그릇을 항문 밑에 갖다 댄 다음 힘을 주어 항문을 크게 벌리고, 가장 긴 손가락에 오줌을 듬뿍 묻혀 항문 안 깊숙이 손가락이 쑥 들어가서 쭈글쭈글한 것이 닿는 곳까지 집어 넣었습니다. 여기서 주의

할 것은 언제나 손이 깨끗해야 하며 특히 손톱을 늘 잘 관리해 항문 안의 점막피질에 상처가 나지 않도록 해야 하는 것입니다. 그리고 마지막 남은 오줌으로 항문 바깥 주변과 고환 주변을 마사지하는 식으로 세척했습니다.

이렇게 눈, 코, 음경, 항문에 오줌을 넣고 세척하고, 오줌의 영양소가 다 흡수되어 피부가 꾸덕꾸덕해질 때까지 기다렸다가 찬물될 수 있는 한 더운 물은 쓰지 않습니다로 얼굴과 음부, 그리고 항문 주변 전체를 깨끗이 씻어내어 마른 수건으로 닦았습니다. 이 시기에 기관지염, 천식, 축농증, 비염 등 여러 가지 잡병이 나왔습니다.

■ 세번째 단계 - 오줌 마사지와 오줌 습포 (1993. 5~ 전주, 광주, 서울 교도소)

1993년 5월경부터 매일 운동이 끝난 다음, 온몸을 오래된 오줌으로 마사지하고 피부에 상처가 있거나 좋지 않은 부위는 오줌 습포濕布를 했습니다. 이를 위해서 매일 마시는 오줌과 아침에 대변을 볼 때 따로 받아서 눈, 코, 음부, 항문에 넣는데 사용하는 오줌 외에는 모두 요강에 받아두었다가 적어도 5~7일 이상 묵혀서 농도가 진한 오줌으로 만들었습니다.

저는 교도소에 있었기 때문에 유리나 사기그릇을 구할 수 없어 플라스틱으로 된 마요네즈통 몇 개를 구해서 요강 대신으로 썼습니다.

먼저 양 손바닥에 오래된 오줌을 듬뿍 묻혀, 머리, 얼굴, 귀, 목 순서로 마사지했습니다. 농도가 진한 오래된 오줌은 눈안이나 코안, 그리고 입안에 들어가면 몹시 쓰라린 증상이 나타납니다. 그래서 눈,

코, 입에는 들어가지 않게 주의해야 합니다만, 귀 안에는 얼마든지 넣어도 괜찮았습니다.

특히 난청이나, 고막이 파열된 분은 오래된 오줌을 직접 귀에 넣어 손으로 귀를 막고 귀 전체를 50회 이상 비비는 식으로 마사지를 하는 것이 좋습니다.

그 다음 양팔과 앞뒤 동체 부위를 역시 같은 방법으로 마사지를 했는데, 특히 앞부분등, 배꼽, 가슴, 겨드랑이을 더욱 정성껏 150회 정도 마사지하고, 나머지 부위는 37~38회 정도 마사지를 했습니다.

하체 부위 역시 같은 방법으로 마사지를 했습니다. 아침에 농도가 연한 오줌으로 약간 씻었지만, 운동 후 땀이 많이 나서 다시 한번 농도가 진한 오줌으로 음부 주변과 항문 주변 등 다리 가랑이 부위 전반을 50회 이상 마사지했습니다.

만약 다리 관절염이나 다리 신경통, 허리병 등이 있는 분은 그 부위를 열심히 마사지하고 요습포까지 해주면 매우 효과적일 거라고 봅니다.

마지막으로 남은 오줌에 두 발을 한꺼번에 담가 두 손으로 발가락 사이와 발바닥 전체, 특히 오목 들어간 부위를 150회 정도 마사지를 하고는 그냥 푹 담가두었습니다.

그 사이에 오줌이 듬뿍 묻었던 머리카락도 꾸덕꾸덕해지고, 얼굴과 몸 전체의 피부에 묻었던 오줌도 다 말라 모든 피부가 마치 보디빌더들의 윤기나는 피부처럼 번들번들 윤기가 날 정도가 되었을 때 찬물(겨울철에는 약간 미지근한 물)로 깨끗이 씻어내었습니다.

그리고 난 다음 거울을 보았더니 오줌의 냄새만 없어졌을 뿐 피부의 윤택은 그대로 살아있어서 한층 더 건강해 보였으며 기분도 매우 상쾌해졌습니다. 이 시기에 귀고막 파열이 정상으로 고쳐졌고 치질, 만성기관지염, 만성 천식 등이 완치되었습니다.

3) 신체별 증상과 치료효과

■ 머리 부위 - 비듬 없어지고 백발 검어져

저는 젊었을 때부터 머리카락이 심하게 빠지고 흰머리가 유난히 많아 거의 백발에 가까웠습니다. 또한 비듬이 다른 사람들보다 많아서 자주 비누나 샴푸로 머리를 감고 비듬 약을 바르기도 했지만, 그 때 뿐이고 잘 낫지 않았습니다. 더구나 너무 가려워서 자주 머리를 긁었기 때문에 심한 부위는 늘 딱지가 생겼고 긁으면 피까지 나는 바람에 매우 곤혹스러웠습니다.

그런데 매일 농도가 진한7일 이상 된 오줌으로 1년 정도 정성껏 마사지머리 감는 식으로를 하다보니 저절로 완치되었습니다.

머리카락도 더 이상 빠지지 않았고, 오히려 머리 뒤 부위에서 검은 머리카락이 자라고 있었습니다. 그리고 비듬이 없어져 전혀 가렵지 않을 뿐더러 신기하게도 완전 백발이던 것이 다소 검게 변해가고 있었습니다.

■ 눈 부위 - 눈병 해소되고 시력 좋아져

저는 어릴 때부터 눈병결막염과 트라코마 등에 자주 걸렸고, 65세쯤

되었을 때는 갑자기 백내장白內障증세가 나타났습니다. 또한 시력도 점점 나빠져 매년 시력 검사를 통해 도수가 한 단계씩 높은 안경으로 교체하지 않으면 안되었습니다.

그런데 오줌을 마시고 매일 눈을 씻었더니 1년 후에는 눈병이 거의 해소되었습니다. 몸은 늙어가도 눈은 언제나 맑고 환해 지금은 1985년에 썼던 안경을 그대로 쓰고도 잘 보입니다.

■ 귀 부위 - 파열된 고막 생성

1948년 겨울, 학생운동 당시 고문의 후유증으로 고막이 파열되는 아픔을 겪었습니다.

'서북청년단'이라는 곳에서 제가 좌익 신문을 배달하지 못하도록 고문을 했던 것입니다.

7일 정도 묵은 오줌으로 귀를 마사지하면서 그 안에 매일 오줌을 넣었습니다. 그런데 2년 반만에 오른쪽 귀가 갑자기 중이염에 걸린 것처럼 아프고 통증이 너무 심해져 교도소 의무과에 가봤습니다.

의무과장님의 말에 의하면 염증도 전혀 없는데 고막 한복판이 빨갛다는 것이었습니다.

그쪽 귀의 고막이 46년 전에 파열되어 없어졌는데 무슨 소리냐고 몇 번이고 반문하다가, '아! 드디어 요료법에 의해 새 고막이 생겨났구나!' 하는 것을 깨닫게 되었습니다. 그후 2~3일이 지나니 저절로 통증이 가라앉았습니다.

지금은 양쪽 귀의 고막이 완전해졌으므로 그전보다 훨씬 명확하게 잘 들립니다.

■ 코 부위 - 축농증, 비염 치유

저는 습도가 많은 지역에서 성장한 탓인지 초등학교에 다니면서부터 축농증과 비염이 심했습니다.

언제나 코가 막히고 머리가 아팠으며 기억력에도 많은 지장을 끼쳐 학과 공부를 하는 데도 어려움을 겪었습니다. 그러나 여러 사정 때문에 수술을 받지 못하고 약물로만 치료를 했는데, 별다른 효과를 보지 못했습니다. 그러다가 1992년부터 매일 오줌을 마시고 동시에 연한 오줌으로 코를 꾸준히 세척한 결과, 약 2년만에 완치되었습니다. 지금은 축농증으로 인한 두통이 말끔히 없어졌고, 기억력도 젊었을 때 이상으로 좋아지는 것 같은 느낌이 듭니다.

■ 치아 부위 - 치조농루와 구취 제거

어릴 때부터 가난하여 칫솔질을 제대로 하지 않는 등 구강 위생에 매우 소홀했습니다. 때문에 충치가 많았고 잇몸에 고름이 생겨 치아가 빠지기도 했습니다.

특히 심했던 것이 치조농루와 구취였는데, 매일 새벽에 나오는 첫 오줌과 취침 30분전의 오줌, 그리고 자다가 나오는 밤중의 오줌을 계속 꾸준히 마셨더니 완치되었습니다.

오줌을 마실 때는 한 모금씩 잠시 입안에 품었다가 서서히 삼키며, 마지막 한 모금의 오줌은 1시간 이상 입안에 품고 있다가 오줌 안의 주요 성분이 입안의 모든 점막으로 다 흡수되어 맹물처럼 된 다음에 조금씩 서서히 목구멍으로 넘겼습니다.

치조농루가 심할 때는 손으로 고름을 짜낸 다음 연한 오줌으로 입안을 가셔내곤 했습니다.

　보통 틀니를 새로 하면, 치과의원에서 몇 번 씹어보고 수정해서 다 맞았다고 한 것도 실제로 처음에 밥 먹을 때는 잇몸에 상처가 생기고 아픕니다. 그렇다고 해서 자주 잇몸과 닿는 곳을 따라가면서 깎다보면 나중에는 본래의 틀니 자체를 못 쓰게 만들어버릴 우려가 있습니다. 그래서 저는 치과의 치료대 위에서 '이만하면 되었습니다. 잘 맞습니다!' 라고 말한 이상, 그후 실제로 밥을 여러 번 씹다가 잇몸의 점막상피질 부위가 다소 상처가 나서 벗겨져도 매번 틀니를 깎아내거나 수정하지는 않았습니다.

　상처가 난 부위에 연한 오줌을 손으로 바르면서 입안에 오줌을 장시간 물고 있다가 맨 나중에 양치질하는 식으로 세척해 상처를 빨리 아물도록 했습니다. 그런 다음 다시 틀니를 끼고 밥을 씹어보니 1차 때보다는 훨씬 나았지만 한참 지나니 또 아파서 틀니를 벗겨내고 오줌으로 치료하여 다 아문 다음 다시 틀니를 끼고 식사를 해보았습니다.

　이런 식으로 5~6회 반복하여 오줌치료를 계속 한 결과 1개월 후에는 상처 난 잇몸이 완치되었고, 그 자리에 굳은 살이 생겨 틀니를 끼고 아무리 오랫동안 음식물을 씹어도 전혀 아프지 않게 되었습니다. 그리고 저는 확신범이다 보니 좀 무리한 경우를 당해 혀가 끊어질 정도의 심한 상처가 있었습니다.

　그것 때문에 짠 것, 매운 것들이 들어가면 몹시 아려서 견디기 힘들었습니다. 그래서 아침과 취침 전에 오줌을 마실 때마다 그냥 단번에 마시지 않고 한 모금씩 입안에 잠시 품었다가 천천히 삼키며, 맨 나중의 한 모금은 30분~1시간 동안 입안에 오래 품었다가 삼키곤 했습니다. 이러한 방법을 약 4년간 지속하였더니 모두 완치되어 이제는 맵고 짠 김치도 쉽게 먹을 수 있게 되었습니다.

■ 피부 부위 - 피부병과 가려움증 해소

나이가 들면서 얼굴에 기미와 검버섯이 피고, 좀 피곤하거나 음식을 잘못 먹었을 때면 입술 주변이 터지거나 부스럼이 생기곤 했습니다. 보통 10일 정도가 지나도 낫지 않아 신경이 많이 쓰였는데, 오줌을 마시고 얼굴에 오줌마사지농도가 진한를 계속 했더니 약 1년이 지난 다음부터 차츰 나아지기 시작했습니다.

그리고 매년 겨울이면 얼굴 피부가 약한 탓에 귀와 코끝이 항상 빨갛게 얼어 다른 사람들이 볼까봐 부끄러울 정도였습니다. 이것도 오줌의 힘으로 다스려 보겠다는 생각으로 열심히 실천한 결과 지금은 많이 호전된 상태입니다.

오줌을 마시는 것만으로 피부가 눈에 띄게 고와지지는 않습니다. 특히 여성분들은 비누로 세수하는 대신 오줌으로 세수를 하고 밤에 잘 때 율무가루에 오줌을 섞어서 오줌팩을 하면 피부가 생생하게 되살아납니다.

오줌을 마시는 것 외에도 매일 아침마다 깨끗한연한 오줌으로 눈, 코, 귀를 세척하면서 남은 오줌으로 얼굴도 씻었습니다. 그것만으로는 만족스럽지 못해 오후에 운동을 하고 나서 전신을 마사지할 때, 오래된 오줌으로 머리와 얼굴, 그리고 목을 오랜 시간 손으로 비비면서 마사지를 다소 심하게 하고 난 다음, 얼굴만 따로 오른쪽과 왼쪽을 번갈아 오줌 속에 오랫동안 담그는 방법으로 얼굴 피부를 단련시켜 왔습니다.

그런데 한 번은 1년 이상 된 아주 독한 오줌 속에 얼굴을 담갔더니 피부가 헐어 껍질이 벗겨지고 진이 나왔습니다. 처음에는 다소 당황했습니다만, 피폭자 등 방사선에 의한 피부의 상처는 2~3년 된 오래된 오줌으로 고친다는 말을 들은 적이 있었기 때문에 안심했습니다.

그후부터 너무 독한 오줌은 특별히 심한 상처를 치료할 때만 사용하고, 얼굴 세수용으로는 1주일간 묵은 오줌을 사용했는데, 치료한지 3일만에 그 헐었던 곳을 완치할 수 있었습니다.

한 가지 더 덧붙이자면, 면도를 한 다음에 스킨, 로션 같은 화장수나 미안수를 쓰지 않고, 1주일간 묵은 오줌으로 얼굴을 씻었더니 소독도 잘 되고, 피부가 더 윤택해 졌습니다. 오줌 세수 후 오줌의 영양분이 얼굴 피부에 잘 침투되어 피부가 꾸덕꾸덕하게 마르면 찬물맹물로 깨끗이 씻어내는 방법으로 실천했습니다.

■ 목 부위 - 지독한 건습진의 고통에서 벗어나

1953년부터 오른쪽 목에 생긴 심한 건습진으로 많은 고통을 겪어 왔는데, 요료법으로 43년만에 완전히 회복되었습니다. 아주 오래된, 적어도 1년 이상 된 오줌으로 자주 마사지를 해주었더니 쉽게 완치되었습니다.

그간 여러 가지 양약과 한약들을 다 써보았고, 견디기 힘들 때는 전문 피부과 병원의 입원치료까지 받아보았습니다만 치료받았을 때는 좀 좋아졌다가도 1개월 후에는 다시 재발하곤 했습니다. 전문의에게 문의해 보았더니 '죽기 전에는 없어지지 않는 집요한 습진'이라고 했습니다.

완치를 단념하고 그때 그때 임시치료로 견디어 가고 있었는데, 감옥에 들어오게 되면서 사회에서 받던 임시 처치조차도 전혀 받지 못하게 되었습니다.

이렇게 고통을 당하고 있던 중에 1992년 8월부터 요료법을 전수받아 실천하게 된 것입니다. 4년간 오줌을 마시고 오래된 오줌으로 마사지와 오줌습포를 하루도 빠짐없이 정성스럽게 했더니, 그때부터 완전히 해소되고 재발하지도 않습니다.

이 지독한 습진과의 투병 과정이 제일 힘들었고, 오래 걸린 것 같습니다. 요료법을 시작한 지 2개월 후부터 목의 습진이 차차 없어져갔지만, 그 대신 다른 부위음부 주변과 다리 가랑이, 얼굴, 겨드랑이, 항문 주변 등으로 습진이 옮겨가서 가려워 못 견딜 지경이었습니다. 특히 음부 주변에 생긴 백선 때문에 밤에 잠을 이룰 수가 없을 정도였습니다. 더구나 자다가도 무의식중에 손톱으로 긁는 바람에 언제나 진이 나와 때로는 걷기조차도 힘들었습니다.

그런데 5년 이상 요료법을 실천하다보니 습진, 백선 등 모든 악성적인 전염성 피부병들이 완전히 없어졌고, 재발도 하지 않아 아주 건강한 피부를 갖게 되었습니다.

■ 체질 – 알레르기성, 땀 체질에서 해방

저는 알레르기성 체질인데다가 만성 기관지염과 심한 천식으로 30년 이상 고통을 겪었습니다. 기온이 좀 내려가면 영락없이 감기에 걸려 기침을 하게 되는데, 이 기침이 너무 심해 발작적으로 호흡이 곤란해지기도 했습니다. 이것을 고치려고 여러 가지 좋다고 하는 약들을 다 복용해 왔습니다. 그러나 그때뿐이었고 근본적으로는 병의 뿌리를 제거하지 못하여 계속 재발하곤 했습니다.

그런데 요료법을 시작한 지 약 7~8개월 후부터 조금씩 차도가 생겼습니다. 2년 정도 후에는 체질이 완전히 달라졌다는 느낌을 받았습니다. 한 겨울에 전혀 온기가 없는 독거 감방 안의 차디찬 마룻바닥에 하루종일 쪼그리고 앉아있어도 감기 한번 안 걸렸으며, 찬 공기를 들이마셔도 기침을 하지 않게 되었고 그 심하던 천식도 뚝 떨어졌습니다.

천식의 경우에는 하루 한 번 오줌을 마시는 데 그치지 말고 하루 배설하는 오줌을 전부 마시는 것이 좋습니다. 차도가 보이면 하루 한 번만 마셔도 무방하나, 추운 겨울에 혹시 감기라도 걸리면 다시 재발할 가능성이 있습니다. 그러면 한 이틀 정도 단식을 하고 하루치의 오줌을 다 마셔야 하는데, 이 때 오줌의 양이 부족할 수 있으므로 생수로 보충해주는 것이 좋습니다.

그리고 저는 유독 땀이 많은 체질이라서 가려움증이 심했습니다. 여름은 물론이고 아무 때나 조금만 더워도 땀이 흘러 곧 온몸에 가려움증이 일어났습니다. 밤에 자다가 식은땀을 흘리는 것도 예사였습니다. 그런데 비누 대신 오줌으로 목욕을 한 후부터는 땀에서 해방되었습니다.

요료법을 실천하면서 체질이 점차 개선되던 과정 중에 호전반응이 나타나기도 했습니다. 2회 정도 호전반응이 있다가 마지막 3회째요료법을 하기 시작해서 2년만에에는 온몸특히 앞가슴 부위에 땀띠처럼 생긴 심한 두드러기가 갑자기 생겼습니다. 오줌 때문에 체질이 더 악화된 것이 아닌가 하는 의구심마저 품게 되었지만, '오줌은 몸에 절대로 해롭지 않다'는 확신으로 오줌 마시기와 오줌 마사지를 꾸준히 실천했습니다. 마시는 오줌의 양을 더 늘렸고, 오줌 마사지도 더 오랫동안 정성스럽게 해보았더니 2~3일 후에는 그 반응들이 차츰 사그라졌습니다. 이제는 체질이 완전히 달라져 땀이 나도 전혀 가렵지 않으며, 또 밤에 식은땀도 흘리지 않는 건강한 체질이 되었습니다.

4) 요료법 수행자로서의 소망

벌써 70이 넘은 노인이지만 제 나이 또래의 사람들이 얻을 수 없는 아주 소중한 것을 얻었다고 생각합니다. 저는 요료법을 통해 새로 태어나는 기쁨을 만끽할 수 있었습니다.
암을 완치시킨 재소자와 요료법 관련 책을 만난 것이 제 인생을 풍요롭게 만들어 준 가장 소중한 만남이었다고 생각합니다.

여러분들도 믿음을 가지고 요료법 신봉자가 되어야 합니다. 마시는 단계에서 끝내지 말고 바르고 마사지하는 단계까지 끌고 가야 재발을 방지할 수 있고, 완치의 기쁨을 보다 빨리 얻을 수 있습니다. 주변의 사람들이 어떻게 생각하든, 흔들리지 말고 요료법을 꾸준히 실천하십시오.

병을 치료할 돈도 없고, 마땅한 치료법이 없어 고생하시는 많은 환자들에게 저의 경험이 큰 도움이 될 수 있기를 바랍니다.

내 몸에서 나오는 산물은 지구상의 그 어느 것보다 깨끗한 것입니다. 요료법이 널리 알려져 전 세계의 많은 사람들에게 건강과 행복을 안겨줄 수 있기를 진심으로 바랍니다.

# 2

이양구 목사의
'내가 체험한 요료법의 기적'

* 독일 베를린 신학대학 졸업. 전 성공회 신학대학 교수
현재 김포에서 개척교회 목사로 사역중이다

1) 석정수 건강법

천정수-심천수-생명수 石井水-天井水-心川水-生命水

생후 2만 2천 2일에, 회갑후 86일에, 요료법 시행 9일에, 그리고 요료 단식 7일에, 사랑하는 나의 형제 자매들에게, 그리고 모든 열린 마음들에게 드리는 나의 공개 서한!!!

전 국회의원이셨고 서울대 영문과를 나와 대기업에서 해외 근무도 많이 하신 김태수 씨라는 한국 자연건강학회 회장님이 웬일인지 내게 자신의 저서를 자꾸 보내며 점심을 사 줄 터이니 한번 종로 5가의 사무실로 나오라고 또한 자주 전화를 주셨지만, 나는 별로 달갑게 생각하지 않고, 또 그분의 책도 들여다보지를 않았습니다.

그런데, 이번 2005년 1월의 금식 기간을 맞아 그분의 책들을 읽다가 그분도 나처럼 밤마다 오줌이 마려워서 두 세 번씩 깨는 고통이 있었는데 요료법을 실행하자 몇 달이 안되어서 밤에 전혀 자다가 깨는 일을 모르게 되었다고 말하였습니다.

자다가 깨지 않는다는 말에 나도 즉각 그 다음날 새벽부터 실행하기 시작하였습니다. 그리고, 그 결과 나는 그 날부터 밤에 깨지 않고 잠을 푹 자게 되었습니다.

이 기쁨을 많은 분들에게 알리려고 그 분의 책을 더 많이 사다가 놓았습니다. 출판사에서는 책과 함께 이와 관련된 신문들도 많이 보내 주었고, 나는 그 사이에 온 몸에서 엄청난 변화들을 느끼고 매우 감동이 되어서 그 신문에서 요료법에 대하여 소개한 10여권의 책을 모두 주문하여 읽었는데, 핵심은 다음과 같습니다.

* 오줌은 전혀 더럽지 않다. 지극히 깨끗하다. 결코 세균으로 오염된 것이 아니다. 환자의 소변에는 약간 세균이 나오지만 위산으로 모두 다시 깨끗해진다.

콩팥에서 피를 걸러내고, 그 피 속에서 남는 수분을 1/100만 체외로 내보내는 것인데, 신비하게도 콩팥에서는 그 오줌 속에 자기의 병약한 곳을 고칠 수 있는 특수한 약효를 추가하여 내보낸다. 그래서 오줌은 자기의 것이 가장 좋다. 다만 어린이와 청년들의 오줌은 누구에게나 좋고, 특히 미용에 좋다.

양귀비가 어린이의 오줌을 마시고 그것으로 목욕하고 맛사지를 했다고 한다. 헨리 키신저와 수많은 명사들이 사실은 요료법으로 장수하였다고 한다.

또 사람의 목에는 오줌이 통과할 때에 그것을 감지하여 뇌에 전달하는 센서가 있어서 오줌을 약으로 처리하도록, 곧 체내의 모든 분비선에 온갖 홀몬을 분출시키도록 명령을 전달한다. 그래서 더욱 질병을 퇴치시켜 건강을 원상태로 환원시켜 놓는다. 몸은 질병에서 낫는 것이 아니고 건강한 원상태로 환원되는 것이다.

인간은 본래 어머니의 양수 속에서 만9개월 동안에 생성되는데, 그 양수가 대부분 태아 자신의 오줌이어서 태아는 자신의 오줌을 마시며, 또 오줌으로 목욕하면서 자란다. 그래서 지금도 오줌을 마시며 살면 태아의 건강, 태아의 쾌적함을 느낄 만큼 온 몸이 건강해진다.

정현모 씨는 100세가 가까우신데, 지금 거의 청년처럼 세계를 여행하고, 서울 거리도 마음대로 걸어다니신다. 충북 영동의 이건우 씨는 가난과 간암과 같은 난치병으로 비참한 지경에 빠졌으나 요료법을 실행하는 신부님의 조언으로 지금 세무사 7급 시험에 합격하여 영동의 세무 공무원으로 재직하며 석정수-천정수-생명수를 알리는 명저를 썼다.

아침 첫 오줌 속에 가장 약효가 많고, 환자들은 하루 종일 아무리 많이 마셔도 해독이 전혀 없다. 마시는 양은 보통 150-200CC이다. 오줌은 중간 부분만 마시고, 남는 오줌은 보관해 두고서 머리도 감고 세수도 하면 최고의 화장품이 된다. 눈을 씻으면, 눈이 밝아지고, 귀와 코를 씻으면 모든 잡병이 거기서 떠나고, 머리카락이 윤택해진다. 전신에 맛사지 방법으로 목욕하고 30분을 기다린 후에 온수로만 씻어 내고, 비누는 쓰지 않는다. 간단한 방법으로는 화장하듯이 조금씩 손바닥에 묻혀서 살에 다 흡수될 때까지 문지르면서 주로 얼굴 부위에 바르면 얼굴 피부의 모든 잡것들이 사라져서 환한 피부색으로 바뀐다.

이런 비법으로 온갖 난치병을 고친 사례들이 너무 많아서, 결국 현대 의학의 난치병이나 불치병이란 단어는 이 요료법의 세상에서 더 이상 필요없는 단어가 되었다.

모든 종류의 암, 궤양, 종기나 피부병, 고혈압, 비만, 불면증, 백내장, 근무력중증 등 모든 난치병들이 모두 여기서는 전혀 난치병이 아니다. 결국, 하나님은 우리 몸을 고치도록 처음부터 최고의 영약을 우리 몸 속에서 분출하도록 창조해 놓으셨다.

다만 대변과 소변을 함께 보도록 만든 우리의 화장실 문명이 우리의 생각을 오도하여 오줌이 똥과 같이 더러운 것으로 오해하게 만들었다. 이런 잘못된 생각만 바꾸고 하나님의 건강법으로 돌아가면 온 인류는 더 이상 질병의 걱정이 없는 세계로 돌아갈 수 있다.

현재 독일에서 600백만 명, 일본에서 1000만 명, 한국에서 100만 명 정도가 요료법을 수행하고 있는데, 우리나라에서는 주로 교수, 의사, 약사, 한의사들이 체험담을 통하여 요료법을 전파하고 있으며, 난치병에서 요료법의 실행으로 건강을 회복했다는 간증들은 수없이 많고, 생명이 6개월 정도가 남아 있다면 아직도 여기서는 건강 회복의 희망이 있다는 것이다.*

우선 여기까지만 소개하고 나의 체험을 추가합니다.

나는 회갑을 넘기면서부터는 죽을 날만을 기다릴 정도로 몸이 사그라지고 있었습니다. 물건도 정리하고 유산도 거의 다 정리했습니다. 언제 터질지 모르는 혈관을 매일 걱정했습니다.

회갑후 13일만에 돌아가신 아버지, "나는 회갑까지만 살아도 좋다"는 독일의 윤구 아우, 허무하고 억울하고 원통한 일이 많은 내 인생도 더 이상 이 세상에 살 용기를 내게 주지 않았습니다. 밤마다 오줌 누러 깨기가 지긋지긋하고 사는 것이 슬펐습니다.

그러나 지금 나는 날아갈 듯합니다. 100세 이상 살 자신이라도 하나님으로부터 받은 것처럼 느껴집니다.

자판기를 두드리는 내 손등이 어찌 이토록 보드랍고 처녀의 손등같이 느껴지나요!!! 이 기쁨을 모든 열린 마음들과 함께 나누어 살고 싶습니다. 무엇보다도 자고 나면, 늘 코가 막혀서 숨쉬기가 괴로웠는데, 이젠 코가 시원해졌습니다. 몸도 이제 매우 포근한 느낌으로 안정감을 되찾았습니다.

제가 이제까지 행한 그 모든 건강법들 중에서 이처럼 온전한 것은 없었습니다. 요료법은 그런데 전혀 돈이 안 들고, 실행하기가 간단합니다. 마음만 열고 수행하면 언제 어디서나 할 수 있는 어려움이 없는 건강법입니다. 어느 누구도 막거나 빼앗을 수도 없는 온전한 하나님의 선물입니다. 더 필요한 것은 다시 알려 드리지요. 감사합니다.

2005. 1. 28. 金.

이제 요료법 실행 11일인데, 왼쪽 눈 밑에 있던 갈색 반점이 반절은 줄어들고, 색채도 확연하게 얇아져 있습니다. 얼굴빛이 전반적으로 윤기를 드러냅니다.

이제까지는 외모에 대하여 거의 신경을 안 썼습니다. 썩을 겉 사람에 대하여 관심을 끊고 살았습니다. 그저 산짐승처럼 산 판을 헤매며 거칠게 살았고, 얼굴이 거울에 비치는 것도 피하며 살았습니다. 거울이 걸려 있는 방문 앞에서는 외면을 하면서 지나다닐 지경이었습니다.

그토록 노쇠해 가는 얼굴을 보기가 싫었습니다. 그런데, 갑자기 반점이 사그라져 들고 얼굴빛이 변해갑니다. 시시각각 윤기를 머금어 가는 얼굴을 자주 거울에 비추어 봅니다.

귓구멍 속에 콧수염 같은 모발이 한 무더기 보였습니다. 이제야 처음으로 귓구멍 속에서 한 무더기의 머리카락을 보고 즉각 손톱으로 붙잡아 확확 모두 뽑아냈습니다.

이제 곧 반점이 다 사라지면, 내 뽀얀 얼굴을 자랑하면서 생명수의 위대한 효과를 증언하도록 하나님이 이미 20여 년 전에, 그것도 우연한 기회에 내 얼굴에 반점을 심어 놓으셨다는 생각까지 듭니다.

1985년 여름이었을 것입니다. 성경 번역 문제로 여름 방학을 이용하여 대만 북부의 워커 힐 산장 같은 곳에서 한 주간쯤 머물 때에, 그 산중에서 얼마나 많은 매미들이 나무마다 떼를 지어 매달려 있던지, 그놈들을 한 주먹 확 붙잡아 보다가 나뭇가지에 눈 갓이 긁혔는데, 그 약한 상처가 나중에는 갈색 반점으로 발달하였습니다.

얼굴에 대하여 별 신경을 안 썼지만, 친구 중에 벌써 얼굴에 검버섯이 생겼느냐고 묻는 경우에는 거북살스럽기도 했습니다. 그런데, 하나님은 그것까지도 생명의 증언거리로 쓰실 작정이셨다고 생각하게 되었으니, 이 얼마나 신비한 인생입니까?! 이런 증거 자료가 없다면, 실질적으로 생명수의 위대한 효과를 눈앞에 보여 줄 수가 없겠지요!

사실 제가 그토록 죽음을 눈앞에 두고 산 이유는 고혈압 문제입니다. 혈압이 100~180 정도로 높아서, 정신이 늘 들떠 있고, 안정감이 사라졌습니다. 만사가 귀찮고 집중력이 없었습니다. 밤에 잠을 제대로 못 자니, 무슨 안정감이 있겠습니까?

그런데, 요료법을 실행한 첫날밤부터 자고 나면 날아갈 듯이 마음이 가볍고 온 몸이 푸욱 녹은 흙덩이처럼 부드럽게 느껴졌고, 마음이 맑아져서 무엇이라도 이제 해낼 것처럼 자신감이 생겼습니다.

이런 기분을 어찌 혼자만 느끼며 살겠습니까? 약은 이미 하나님이 우리 몸 속에서 최고 좋은 것으로 만들어 놓으셨는데, 그것도 모르고 60 평생을 헛되이 살았다고 하늘이 쩌렁쩌렁 울리도록 외치고 싶어졌습니다.

바로 내 몸 속에서 영약이 매일 매시 펑펑 솟구쳐 나오는데, 그것도 모르고 일찍이 돌아가신 아버지와 큰형님이 한없이 불쌍하게 느껴졌습니다. 이젠 우리 가족과 형제들이, 아니 우리 민족 모두가 이 좋은 생명수로 건강하고 행복하게 살도록 목놓아 외치지 않을 수가 없습니다. 오늘도 여기까지만 쓰지요.

심천수

2005. 2. 5. 토요일.

나는 이 글의 맨 앞에서 이미 너절하게도 온갖 숫자로 나의 일생과 관련된 자료들을 제공하였습니다. 이유는 그러나 간단합니다. 언제 죽을지 모르는 나의 허무한 인생이 슬퍼서 그런 식으로라도 하루하루를 귀중하게 맞아 보려는 몸부림입니다.

일종의 죽을 몸과의 처절한 싸움입니다. 그토록 허무하게 끝나기에는 너무나 열정적으로 살아왔는데, 이렇게 허무하게 사그라지는 내 몸이 슬퍼서 그런 숫자로라도 내 생명을 좀 붙잡아 놓으려는 싸움이었지요.

그리고, 여기에는 너무도 많은 사람들이 자살하는 풍조에 대한 강한 저항 의지도 숨어 있습니다. 하루라도 좀 더 신중하게 생각하면서 살아 남아 보자는 호소의 의미도 포함되어 있었습니다.

과연 그렇지 않습니까? 산다는 것은 꼭 크게만 생각할 것도 아닙니다. 그냥 실아 있으면, 살아 있다는 사실 자체만으로도 이미 천하의 백만 장자나 어느 임금이 부러울 것이 없습니다.

생명의 가치는 어떤 물건으로도 바꿀 수가 없기 때문이지요. 바로 우리의 요료법에서도 이 생명의 진리가 확인된 셈이 아닙니까? 살아 남으면, 아무리 중한 병이라도 돈없이 값없이 자신의 몸에서 솟아 나오는 생명수를 받아 마시고 살도록 이미 생명의 보장을 받아 가지고 나온 인간인데, 그걸 모르고 자살한다면, 아무리 많이 생각해도 자살은 합리화될 수가 없을 것입니다.

한 3년 전에, 강원도 원주 시내의 어느 병원에서 목사님들에게는 무료로 종합 진찰을 해 준다기에 저도 가서 진찰을 받았습니다. 결과는 위장에 '표재성 위궤양' 과 '헬리코박터 파일러리 감염' 이 와 있다고 많은 약을 주었습니다.

그 후 알시드나 알마겔은 거의 언제나 복용하고, 시중에서 파는 "'윌-Will'이 헬리코박터 파일러리의 치료에 효과적이라고 해서 여러 달 동안 그것도 구하여 마셨습니다. 그래도 여전히 아침에는 목에서 피가 약간 가래침에 섞여 나오고, 하품도 끊임없이 나오고, 소화에도 위가 자주 부담을 느끼는 듯하였습니다. 아침마다 가래침을 뱉으면서 붉게 물들은 것을 보면, 나의 위장에 대한 염려와 근심을 물리치기가 어려웠습니다.

어머님이 평생을 위장병으로 고생을 하셨는데, 이젠 내가 대를 이어서 그 병에 시달리며 산다는 것이 심리적으로도 고통스러웠습니다.

위가 이런 지경이니, 항상 건강에 걱정이 되었고, 게다가 자녀들까지 나와 거의 똑같이 코를 골며 자기 때문에 코를 고는 질병도 집안의 문제로 부상하였습니다.

그런데, 요료법은 이 모든 것을 단시일내에 변화시켜 주었습니다. 다시는 피가 나오지도 않고, 콧구멍도 시원하게 뚫리었습니다.

오늘 아침에는 일부러 하얀 세면대에 오늘의 첫 가래침을 조심스럽게 뱉아 보았습니다. 전혀 피가 섞여 나오지 않았습니다. 이 기쁨이란 얼마나 대단한지 아실 분들은 아실 것입니다. 그 동안 아침마다 얼마나 비참한 하루를 세면장에서부터 느꼈는지 모릅니다.

저는 어린 시절에 소를 끌고 다니며 풀을 뜯겼습니다. 어쩌다 길가에 오줌을 싸면, 소가 급히 와서 그 곳의 풀을 땅바닥이 드러날 정도까지 모조리 뜯어 먹었습니다. 그토록 소는 오줌의 소중함을 알았던 거지요.

성경 이사야 서에 사람이 소나 나귀만도 못하다는 하나님의 탄식이 나옵니다("소는 그 임자를 알고 나귀는 주인의 구유를 알건마는 이스라엘은 알지 못하고 나의 백성은 깨닫지 못 하는도다." 1장 3절).

인간이 많은 점에서 모든 동물보다 못하다고 말할 수 있습니다. 개는 후각과 청각에서 사람보다 월등하게 탁월하고, 소는 미각이나 건강 지수에서 사람보다 우월합니다.

매일 매시 자기 몸 속에서 무료로 솟아 나오는 생명수를 마실 줄 모르고 항상 엉뚱한 곳에서 명약을 찾아 헤매면서 허황한 인생을 살아온 지난 60 평생이 한없이 억울하고 슬픕니다.

이제라도 만나는 사람에게마다 이토록 값없이 돈없이 누구나 언제 어디서나 마음대로 마실 수 있는 생명수를 어서 속히 서슴없이 마시고 건강을 회복하도록 하라고 목이 터져라 외치고 싶습니다.

이것은 과학적으로 따지기보다 먼저 깨달아 알아서 마시고 건강을 회복한 다음에 따지고 밝혀서 과학적으로 입증할 순서의 일이라고 생각합니다.

만유 인력을 과학적으로 입증하였기 때문에 사과가 떨어지는 것이 아니라, 사과가 떨어지기 때문에 만유 인력을 연구하여 밝혀낸 것과 같다고 하는 것이 요료법 선구자들의 해명이고 명쾌한 선전입니다.

철학적으로도 존재가 행위를 앞선다고 하지 않나요? 내가 살아서 존재해야, 그 다음에 비로소 무슨 행동을 할 수가 있는 것과 같이, 이 좋은 요료법을 통하여 오늘의 무한히 많은 난치병들로부터 해방된

다음에 그 신비한 효과를 학문적으로 해명하는 것이 순서라는 주장이지요.

여기서는 고집을 피우면 엄청난 손해입니다. 이 순서를 잘 못 알고 오늘도 온갖 난치병에서 벗어나지 못하고 고통스러운 인생을 살거나 오늘 이미 죽음의 언덕으로 내리달린다면, 얼마나 억울하고 불쌍한 인생입니까?!

우리 인체의 세포는 오랫동안 기억력을 지니고 있어서 한번 주사를 맞으면 일평생 그 기억을 보존한다고 합니다. 그 모든 기억들 중에서도 모태의 양수 속에서 우리 인체가 조성造成될 때에 바로 그 "양수" 속에서 얻은 기억력은 가장 날카롭고도 강력한 기억력인가 봅니다. 바로 그 양수羊水가 사실은 거의 다 태아 자신의 오줌이랍니다. 태아는 자신의 오줌을 마시고 매일 매시 그것으로 입을 축이면서 자란답니다. 태아의 입속은 항상 자신의 오줌으로 축축하게 젖어 있습니다. 우리가 단순히 오줌이라고 표현한 것 뿐이지, 태아에겐 명실공히 생명수입니다.

이런 점에서 생명수가 지닌 약으로서의 효과는 인간이 과학적으로 만든 약품들과는 비교가 안됩니다. 약물을 통하여 흡수된 것들은 이물질이어서 인체의 세포와 일단 대립적인 관계에서 만나는 물질들인 것이고, 거부 반응을 일으키는 경우도 자주 있는 반면에, 자신의 생명수는 바로 자기의 세포를 만들어준 모체로서의 물질이어서 전혀 거부 반응이 없다고 합니다.

생명수는 목구멍을 통과할 때에 이미 거기에 배치된 센서감지 세포들의 지시에 따라 치유해야 될 곳으로 배치되어 병든 부분들을 수리하고 보수해 주는 모양입니다.

모태의 양수와 거의 동일한 자신의 생명수는 틀림없이 우리가 이 세상에서 얻을 수 있는 모든 치유제들 중에서 가장 자기의 세포와 친밀한 관계의 명약이요 영약이라고 믿어야 더 효력이 있는 생명수.

이런 믿음의 마음心이 열려야 하늘天이 치료해 주는 심천수心天水라고도 이미 5백여 년 전에 우리의 총명하신 선조 남사고가 가르쳐 놓았다고 합니다.

그렇기 때문에 수년 동안 흘러나오던 위장 속의 피를 멈추게 하고, 늘 막히던 콧구멍을 뚫어놓아 숨쉬기가 편하게 하고, 전립선이 비대해져서 밤마다 몇 번씩 일어나 오줌누고 자느라고 잠을 설치게 하던 그 지긋지긋하던 병도 물러가게 하고, 혈압이 높아서 온 몸이 폭풍에 시달리는 나무처럼 요동치며 불안하게 하던 그 괴로움도 잔잔한 호수 같이 가라앉게 하고, 정신도 맑아져서 기억력이 명경지수를 연상시킬 정도가 되게 한 것이 아니겠습니까!!!

소가 오줌 묻은 풀을 귀중하게 여기는 것을 보고서도 그 비밀을 깨닫지 못하고 살다가 그로부터 50여 년이 지나서, 그것도 수많은 선각자들의 도움을 통해서, 늙고 병약해진 몸을 견디다 못해서 겨우 오줌의 소중하고 신비한 비밀을 체득하고 터득하게 되다니, 우리 인류의 문명이라는 것이 얼마나 멍청하고 허탄한 것일까요?

지금도 깨닫지 못하고 그냥 죽어갔다면, 생명수를 몸 속에 썩혀 가면서 죽어간 지극히 우둔하고도 불쌍한 동물이 아니었겠습니까?

이미 위에서 말한 그 모든 난치병들의 결과는 가공할 만큼 무서운 생활의 장애를 나에게 안겨 주었습니다.

우선 밤에 잠을 제대로 자지 못하니까, 낮에도 정신이 없습니다. 모자를 아무데나 두고 다니기는 이미 오래 전부터 다반사가 되었고, 친구들과 식당에서 밥 먹고 가방이나 잠바를 두고 나오는 경우도 있었습니다.

한번은 금강산에 다녀오다가 양평의 어느 국도변 뷔페 식당에서 저녁을 먹고는 돈지갑이 든 잠바를 새까맣게 잊고 나와서 버스에서 온갖 잡담을 하다가 내 잠바를 챙겨서 숨겨두고, 나의 반응을 관찰하던 나이 젊은 친구 분에게 망신까지 당한 일도 있었습니다. 인천의 수림 공원 식당에서 점심을 또 친구들과 잘 먹고 나왔으나, 그날 따라 은행에서 1백여 만원의 돈을 찾아 넣어둔 서류 가방을 식탁 밑에 그냥 두고 나왔다가, 나중에 나온 친구 분의 손에서 받을 때의 민망하던 모습도 엄청나게 부끄러웠습니다. 횡성의 산야초 농장에서 일하고 오다가 거의 양평에 다 와서야 농장 창고의 문 앞에 두고 온 핸드폰이 생각나서, 그날 따라 차에 가득히 물통을 싣고 조심스럽게 오던 산길山路을 다시 돌아갔다가 온 일도 부끄럽고 망신스러웠습니다.

그밖에도 은행의 현금 자동 출납기에 카드를 그냥 두고 나왔다가 서둘러 되찾은 일도 잦았고, 자전거에 핸드폰을 두고 다니다가 아찔하게 분실할 뻔했던 일도 여러 번 있었습니다. 기억력이 이런 지경이니, 산다는 것이 얼마나 힘들고 고통스러웠겠습니까?

그래서, 매일 오늘이 내 생명의 마지막 날이 될 수도 있다고 생각하면서 2만2천 12일인 오늘 토요일도 귀중하게 살려고 작정을 합니다. 오늘은 회갑후 97일 째인데, 회갑후 13일 만에 돌아가신 아버지의 몫까지 함께 살 마음도 가져 봅니다.

오늘로 나는 요료법을 시행한 지 20일째인데, 앞으로도 2년, 아니 20년이나 30년도 더 지속적으로 실천하여 건강한 몸으로 이 땅에서 해야 할 일을 꼭 하고 죽겠다는 소망을 다짐합니다.

그런데, 이제는 정신이 명경지수처럼 맑아지고, 정신이 포근하게 안정감을 되찾아서 다시 책을 보아도 눈가의 피부에서 경련을 일으키지 않고 한두번 생명수로 눈을 맛사지 해도 거의 하루 종일 눈에 피로나 눈가의 경련이 오지 않고, 눈뜨는 촉감도 시원합니다.

이제 우리 민족이 이 생명수의 강에서 다시 태어난다면, 세계 만민 속에서 하늘과 땅이 흔들리도록 우렁찬 환호성을 외치며 건강한 민족으로 다시 일어설 것입니다.

이제 그런 건강한 민족으로 일어나도록 우리 모두 생명수의 강으로 뛰어 들어가 새로운 민족으로 다시 태어나자고 외치며 달린다면, 요한 복음 4장에서 생명의 주인이신 예수님을 만나서 달리는 수가 성의 여인과 함께 우리도 하늘을 맛보고 황홀하게 달리는 인생을 시작하는 것이 아니겠습니까?!

2005년 2월 15일. 오늘로 저는 요료법을 시행한 지 29일 째를 맞았습니다. 약 한 달이 된 셈인데요, 이미 수 십년 동안 이 좋은 건강법을 시행함으로써 온갖 체험을 다 하면서 가문을 빛나게 하였을 선각자 분들을 생각하면, 저절로 저는 무슨 증언을 하기가 주저되고,

매우 부끄러움을 느낍니다.

그래도 저는 용감하게 정직한 고백을 하려고 합니다. 아마 20~30년 후에는 더 이상 말도 하기 싫어질지 모르니까요. 아직은 나라와 민족을 향하여 외치고 싶습니다. 망신을 당해도 좋고, 미쳤다는 소리를 들어도 감수하겠습니다. 스스로 나를 위로하고, 스스로 용기를 불러 일으키려고 말한다면, 예수 믿은 지 얼마 안 되는 사람이 더 큰 은혜를 받고, 첫 사랑을 할 때가 가장 뜨거운 법이 아니던가요?

어쨌든 오늘은 지난 한 달 여 동안의 결과를 나의 생체 실험적인 보고서처럼 하나하나 차근차근 적어 보렵니다.

▶ 자다가 오줌 누러 일어나는 문제 ◀

자다가 오줌 누러 일어나는 고통에서 벗어난 이 행복, 이 행운을 내가 외치고 광포하지 않으면, 누가 내게 여러 번 이미 말한 것처럼 '너는 나쁜 놈이다!' 라는 말이 맞을 것입니다.

바로 오늘 아침에도 깨어나 보니 새벽 기도 시간이 조금 지난 시간입니다. 그래도, 한 밤을 깨지 않고 잠을 푹신하게 잘 잔 기쁨이 얼마나 큰지 알 사람이 누구일까요? 이런 행운이 이렇게 갑자기 찾아오다니 기상 천외의 행운이 아닙니까? 행운이나 행복은 밖에서 오는 것이 아니라, 네 몸 속에 있다는 말이 옳다고 찬성합니다.

어느 친구에게 부끄러운 줄도 모르고 전화하고 생명수 자랑을 하자, 그 분도 자다가 오줌 누러 일어난다는 것입니다.

아마 대한 민국에는 나 말고도 수많은 사람들이 그 지긋지긋한 오줌 문제로 밤마다 잠을 설치고 아침에 깨어서도 혼미한 정신으로 살아갈 것입니다. 그 모든 분들을 위하여 저는 이 잠 잘 자는 복음을 미친 듯이 전하고 외치고 선전하기로 이미 어느 사이에 작정하고 산 사람이었습니다.

지난 한 달여 동안에 새벽마다 느낀 그 날아갈 듯한 기분을 어찌나 혼자만 알고서 입을 닫고 살 수가 있겠습니까? 물론, 한 두 번은 자다가 일어나 오줌 누고 다시 잔 적이 있으나, 그 때는 언제나 저녁에 너무 물을 많이 마셨거나 과식을 하였거나, 저녁에 너무 일찍 자기 시작한 예외적인 경우였고, 그 외에는 밤에 깨지 않고 새벽 4-5시까지 쭈욱 그토록 부럽던 하룻밤의 온전한 잠을 잔 것입니다.

요즘 TV에 나와서 신나는 상담 목회의 강연을 하는 장경동 목사는 아무리 이빨을 잘 닦아도 타고나기를 잘 못 타고났으면 좋은 이빨을 가질 수가 없다고 말하는 것을 들었으나, 나는 여기서 그 말을 강하게 거부합니다.

어머님이 평생을 오줌 소태로 고생을 하면서 사셨으니까, 나는 허약한 방광을 타고난 것이 틀림이 없으나, 아마 40 대 초반부터 자다가 한두 번씩은 꼭 깨어나 혼미한 정신으로 화장실 문을 열고 들어가서 반 컵도 안될 그 소량의 오줌을 누고 다시 잠자리에 들면서 이것은 분명히 하늘이 내게 내린 저주라고 괴로워하면서 다시 잠자리에 쓰러져 누운 것이 사실이지만, 아니 이렇게 쉽게 '돈없이 값없이' 쉽게 어디서나 공짜로 '사서' 마실 수 있다니, 이 얼마나 놀라운 횡재입니까?!

아마 내 문제는 허약한 방광과 전립선 비대증의 문제가 동시에 결합된 것으로써, 의학적으로는 엄청난 돈을 들여서라도 이렇게 즉각적으로 시원하게 고치기가 어려웠을 것입니다.

병은 결코 돈으로만 고치는 것이 아니라고 이미 선진국의 의사들은 공언하고 있습니다. 인체 자체가 스스로 고치도록, 우리는 인체로 하여금 회복되도록 충분한 시간을 주고 기다리면 낫는다고 합니다.

저는 그 최선의 방법이 바로 요료법이라는 것을 체험하였습니다. 전에는 자다가 깨는 것만이 문제가 아니라, 화장실에 가면 즉각 소변이 나오지 않는 것도 큰 문제였습니다. 이런 문제로 그 동안 농협 계통이나 여러 연구소에서 만들어 파는 매우 값비싼 '추출액'들도 여러 가지로 사 먹었으나, 실상은 전혀 도움을 받지 못하였습니다.

▶ 코골이와 고혈압 ◀

제 경우에는 자면서 코를 심하게 골다가 호흡이 중단되는 바람에 마치 심장이 밖으로 튀어나올 듯이 뛰어서 잠을 깨게 된 경우가 많았고, 호흡 중단으로 인하여 뇌로 혈액 공급이 제대로 되지 않으니까, 심장은 오히려 더 강하게 뛰면서 뇌로 피를 뿜어내 보낸 것이라고 이제 여러 가지의 정보를 종합하여 내 몸을 이해하게 되었습니다.

또, 코를 골면서 잠을 자면 아침에 일어날 때에 내 코는 반드시 한쪽 코가 무슨 점막질로 막혀 있었고, 일어나서 한 참이 지난 다음에야 비로소 콧구멍이 뚫리었습니다. 그런데, 요료법을 시행한 이후에는 첫날부터 양쪽의 비공이 모두 시원하게 뚫린 상태로 일어나 숨을 쉬게 되었으니, 그 통쾌한 기쁨을 어찌 다 말로 표현하리요?

'오줌은 내 몸에서 온갖 종류의 독소와 쓰레기를 담아 가지고 나가는 오물일 것이다'라는 나의 편견에 사로잡혀 '미련퉁이'로 산 60여 년의 세월이 억울할 따름입니다.

이 커다란 기쁨을 광포하기 위하여 요료법 서적을 제법 많이 구하여 보낼 만한 사람들을 골라서 우편으로나 택배로 보내고, 다시 전화를 걸어 팔려는 것이 아니고, 내가 선물로 보낸 것임을 알리는 중에, 내 판단에는 꼭 요료법이 필요한 건강 상태인 데에도 불구하고 '끔찍해서 마실 수 없다', '나는 혐오감 때문에 마실 수 없다' 라는 말과 함께 전화를 끊는 경우를 당할 때, 나는 무슨 커다란 수모감이나 모욕감 같은 것을 참느라고 한참이나 숨을 고르는 참 가슴도 좁은 인간으로 전락하고 맙니다.

그래도, 나는 지금 이 글을 씁니다. 세계 만민이 다 듣고, 또 다 듣도록 외치고 싶습니다.

내가 살아 있으니까, 모욕감도 느끼는 것입니다. 그래도, 산 내가 좋습니다. 아무리 수모스러워도 100 세 이상은 팔팔하게 살아서 이 땅과 하늘이 흔들리도록 외치고 싶은 마음입니다.

고혈압 때문에, 잠을 설 친 밤 때문에, 코골이 때문에, 50-60 세의 문턱에서 꽝꽝 쓰러져 죽는 집안의 사망 내력 때문에 내 정신도 회갑을 전후하여 총기를 잃고 치매 환자 비슷하게 혼미해져 갔지만, 요료법으로 득도得道하여?-득도면 별 것일가! 생명수를 마시고 온 정신이 맑아져서 창공을 나는 백조도 부러울 것이 없는 마음으로, 텅텅 비어가던 머릿 속이 생기로 가득 차지는 그 든든한 마음으로 새벽에 일어나 생명수 한 컵을 다 마시고 성전을 향하여 가는 내 모습은 하늘에까지 올라 갈 듯이 황홀해지는 것을 느꼈습니다.

내 생애에서 언제 이토록 충만한 기쁨을 느끼며 살았던가요?!

▶ 아직 확실하게 완쾌되었다고 말할 수는 없으나, 호전 상태에 있는 것이 명백한 현상들을 여기에 일단 요약해서 열거해 보려고 합니다.

◇ 우선 아침마다 목에서 첫 가래침을 뱉을 때에, 지난 2년여 동안 별 약을 다 먹어도 계속 나오던 피가 타액에 섞여 나오지 않게 되었습니다. '음식 그릇을 식탁에서 함께 퍼먹는 한국인의 식습관 때문에' 헬리코박터 파일러리 균에 한민족 전체가 노출되어 있으니까, "윌-Will"을 사 마시라는 TV 광고를 믿고 열심히 여러 달 동안 Will을 마셨어도 아침마다 피는 변함없이 꾸준하게 나왔으나, 생명수 요법으로는 마신 그 날부터 출혈이 중단되었습니다.

아마 성경에서는 이런 경우에 '귀 있는 자는 들을 지어다' 라고 강권하였다는 생각까지 듭니다: 귀 있는 사람은 생명수를 마실지어다!'

◇ 손가락-발가락 끝 부분이 겨울만 되면 터지고 피가 나와서 항상 반창고로 싸매어 쓰라린 아픔을 참고 살았는데, 생명수를 마시고 바른 이후에는 신기하게 아물어 버렸습니다. 오비이락烏飛梨落이라도 좋고, 미신적인 신앙이라고 비난을 받아도 좋습니다. 손끝-발끝이 아프지 않고, 끈적끈적한 반창고가 손끝에 붙어 있지 않고, 피가 나오며 쓰라린 상처도 사라졌으니 그냥 좋습니다.

◇ 검버섯이 쪼그라들고 입가의 주름살들이 조금씩이나마 뒤로 물러서고, 얼굴 전체의 검은 빛이 얇아지고, 얼굴 피부 전체가 평온하고 부드러운 빛으로 바뀌고 있습니다. 열심히 생명수 맛사지를 더 해 봐야 되겠습니다.

◇ 돼지털처럼 뻣뻣하던 머리카락이 좀 더 부드럽고 윤이 나는 쪽으로 변해 가는 것은 확실합니다.

◇ 코 골지 않고 잔다는 것 하나만으로도 나는 기꺼이 생명수 외판원으로서 온갖 수모를 감수하겠습니다.
 무호흡증에 시달리면서 폭발할 듯한 심장을 끌어안고 깨어나 메마른 입과 목구멍을 축이고 진정시키느라고 애쓰는 그 순간들은 나로 하여금 평생을 냉방에 자도록 강요했습니다.
 냉방에 자야 덜 고통스럽거든요. 그래서, 저는 결혼하고서도 아내와 거의 언제나 함께 자지를 못하고 이제까지 살았습니다. 아내는 뜨거운 몸이고, 나는 그 열을 감당할 수가 없었으니까요. 물론, 내 코고는 소음도 아내가 감수해 주지 않았고요.

◇ 잇몸의 염증이 확실히 나았습니다! 이미 여러 해 전부터 잇몸의 염증으로 칫솔질을 할 때마다 치약 거품에 피가 조금씩 묻어 나왔고, 염증이 있는 부위를 칫솔로 닦을 때에는 약간씩 통증도 있었습니다.
 그런데 오줌으로 칫솔질도 하고, 오줌으로 입을 헹구기도 하였는데, 이제는 입 안에서 아무 통증도 느낄 수가 없고, 이를 닦을 때에 아무 피도 나오지 않습니다.

◇ 자고 나면 콧구멍이 뻥 뚫려 있고, 낮에도 언제나 콧구멍 상태가 시원하다는 것은 얼마나 놀라운 일이겠습니까? 저는 온 몸에서 호전되지 않는 부분을 못 느낄 정도로 기쁘고 감사해서 하루 종일 마신다고 할 정도로 계속 마십니다.

목구멍에서 암모니아 냄새가 올라오지만, 그것도 왠지 향기롭습니다. 다른 사람들 앞에서는 물론 조심하고, 입을 헹구고 다니지만서도요.

◇ '오줌 소태'는 동아 프라임 국어 사전에 다음과 같이 설명되어 있습니다: '방광염 또는 요도염으로 인하여 오줌이 자주 마려운 여자의 병'.

어머님께서 일평생 이 병을 앓으셨다면, 남자인 이 아들도 그 병에 아마 일평생 시달려 왔을 것입니다. 그렇지 않다면, 왜 그토록 자주 오줌은 마렵고, 그러나 화장실에 가면 오줌이 나오지않아 그토록 조마조마하게 신경전을 펴야 되었고, 때로는 결국 그토록 마려운 오줌을 방출해내지 못하고 다시 그냥 옷을 추스르고 나와야 되었을까요?

이것은 정말 보통 괴로운 문제가 아니었습니다. 화장실에서도 다른 사람들 틈에서는 그 신경전을 펼칠 수가 없어서 반드시 개인 용변실로 들어가 나의 신경을 안정시켜야 겨우 반 컵 쯤 근근하게 나와 주었습니다.

그런데, 어느 사이에 이 전쟁이 끝나고, 오줌은 시원스럽게 잘 나와 주고 있습니다. 이러니, 제가 이 생명수를 광포하고 다니지 않을 수가 있겠습니까? 누가 저를 미쳤다거나 돌았다고 생각한다면, 그 사람 자신이 바로 그리고 반드시 돈 사람인 것을 증명하는 것에 불과할 것입니다.

◇ 화장품의 기능도 마시고 바르는 양면에서 효과가 명백하게 나타납니다. 점점 환해지는 얼굴이 좋아서 기회 있을 때마다 거울을 드려다 보게 됩니다. 손으로 만져 보아도 얼굴 피부가 분명히 보드랍게 손에 잡힙니다.

단연 지상 최고의 화장품입니다. 머리카락은 새로 나기도 하고 백발이 검어지기도 한다는 효과를 정현모 어른에게서 보고 저도 그런 기대로 삽니다.

지상 최고의 화장품, 지상 최고의 영약靈藥이 바로 우리의 심천수-생명수-천정수-석정수임을 이제야 회갑을 지나서 알게 되었다니, 나 자신이 너무 한심하고 억울한 마음으로 하루 종일 자주 나의 생명수를 마시고 바르며 이 글을 씁니다.

◇ 기타 제가 아직도 분명하게 말할 수 없는 몇 가지 호전 반응들이 더 있기는 하지만, 아직은 뭐라고 말할 수 없는 단계에 있습니다. 그러나, 다음 한 가지만은 여러 면에서 조심스럽게 말하려고 합니다. 그게 바로 부부 관계의 문제입니다.

그리고, 이 글을 쓴다는 것 자체가 이미 제게는 기적입니다. 책을 손에서 놓고 산 판을 헤맨지가 이미 10여 년이 되었습니다.

공부는 무엇 하려고 더 합니까? 공부를 조금만 덜 했더라면, 그냥 이 땅에서 남이 시키는 대로 굽신굽신 살았더라면, 그냥 조용히 살았을 터인데, 공부를 너무 많이 해서 쓸모 없게 되었다고 생각하고, 책은 모조리 강원도 산촌山村의 창고에 처넣어 둔 지가 오래 되었습니다.

그런데, 요료법을 시행하면서 다시 책도 읽고, 이렇게 자판기도 두드리기 시작하였습니다. 앞으로 30~40년 다시 열심히 생명수 마시면서 회춘하여 새 힘을 얻어 열심히 읽기도 하고 쓰기도 하려고 작정도 하고 소원도 품어 봅니다.

▶ '생명수가 사랑의 묘약이다!'라고 말하면 과장이라고 말할 사람은 아무도 없을 것입니다.

저는 오늘 2005년 2월 16일로 환갑 지나서 108일 째를 살고 있습니다. 한국 나이로 62세 4개월쯤을 살고 있습니다.

저는 평소에 남자가 일단 결혼을 했으면, 아내를 행복하게 해 주려는 결심을 하고 살아야 한다는 소신을 지니고 살았습니다. 그러나, 몸은 생각과 다릅니다. 저는 젊어서 거의 조루증에 빠져 있었다고 생각합니다. 이미 앞에서 열거한 여러 질병을 안고서 사는 주제에 남자의 구실인들 제대로 기대할 수가 있었겠습니까?

30대의 결혼 초기엔 부부 관계가 명백하지 못해서 '벌써 끝났느냐?' 는 질문이나 질책을 아내로부터 받기가 쉬웠습니다.

40~50대에는 산야초의 신비한 효력으로 오히려 건강한 젊음을 누리고 살았는데, 60 고개를 넘기면서는 발기 부전증의 현상이 자주

나타났습니다. 이런 경우에 외국에서는 비아그라를 쓰는 것으로 생각할 만큼 남자의 상징이 힘을 잃고 있었습니다.

그런데, 생명수의 도움을 받은 이후에는 전혀 그런 현상이 사라졌습니다. 이 점은 생명수의 비밀을 아는 모든 분들이 다 체험하고 인정할 것입니다. 다만 발표하기가 부끄러워서 혼자만 그 놀라운 비밀을 향유하고 있을 것입니다.

그러나, 부부의 행복을 위하여 저는 큰 소리로 외칩니다. '모두 집으로 돌아가 자신의 생명수를 마시며. 그 생명수가 집 밖으로 흘러 넘치지 않도록 하라!'

◇ 이 말씀은 사실 제 말이 아닙니다. 성경 잠언 5장 15절 이하의 내용이기도 합니다.

6부

요료법의 현황

국내의 요료법 단체에는 한국MCL연구회와 생명수KAUT클럽, 한국오줌건강운동본부 등이 있다.

이 단체의 회원들은 요료법을 하면서 겪게 되는 여러 가지 문제들에 대하여 발표를 하기도 하고 요료법의 최신정보를 주고받기도 한다.

국내외 관련단체 · 동호회

국내의 오줌 요법 단체에는 한국 MCL 연구회와 생명수KAUT클럽, 한국오줌건강운동본부 등이 있다. 이 단체의 회원들은 요료법을 하면서 겪게되는 명현반응 등 여러 가지 문제들에 대하여 발표를 하기도 하고 요료법의 국제적 정보를 서로 주고 받기도 한다.

이 단체의 회원들은 대부분 요료법의 기적같은 효과를 직접 체험한 사람들이다. 요료법을 실천하는데 매우 적극적인 이들 중에는 경력이 십여 년을 넘는 사람들도 많이 있다.

특히 이들은 요료법의 효능에 대해 기적같은 체험을 한 사람들로 이 때문에 요료법에 대한 애착이 대단하며 일부는 신앙처럼 생각할 정도로 신봉하기도 한다.

현대의학에서 포기한 난·불치병에 대해 기적의 체험을 했기에 이들은 주위 사람들을 대상으로 적극적인 홍보를 하는 한편 요료법에 관한 강연이나 방송 등을 통해 자신의 경험담을 직접 발표하기도 하고 각종 지면을 통해 자신들의 활동상황을 알리기도 한다.

1) 한국MCL연구회

김정희 회장이 이끄는 단체로 MCL이란 Miracle Cup of Liquid의 약자인데 '기적의 물 한잔' 이라는 의미를 가지고 있다.

전세계에 요료법을 대중화시킨 일본 요료법의 개척자이기도 한 내

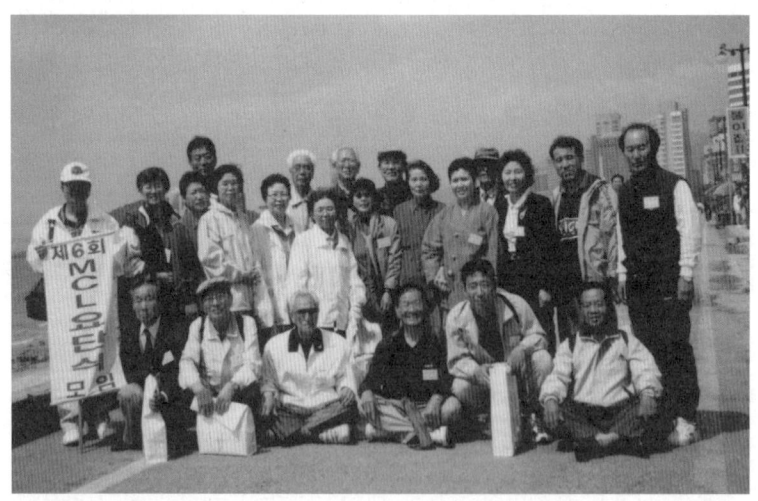

▲ 부산 해운대에서의 제 6회 요단식모임. 이 모임에는 일본 MCL연구회 고미야마 부회장, 김용태 전 부산시약사회장, 윤승천 건강신문사 사장도 참석했다.

과의사 나까오 료이찌박사가 설립한 연구소의 한국지부이다.

한국MCL지부는 1992년에 설립되어 지금까지 운영되고 있다. 1993년 10월에 일본의 나까오 료이찌박사를 초청하여 강연회를 가졌으며 그 동안 MCL 회보를 꾸준히 발간해 왔다. 회원 수도 수백명이 되는데 매월 회원들이 모여서 체험담을 깊이 있게 토론하며 치료는 물론 예방의 학으로서의 필요성에 대해 널리 홍보하고 있다.

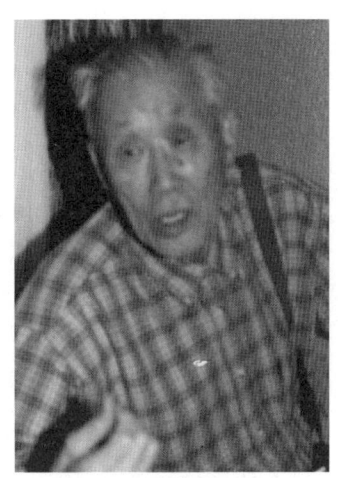

▲ 나까오 료이찌 박사

한국MCL은 1999년 독일에서 개최된 제2차 세계요료법 학술대회에 참가해 요료법으로 난치·불치병을 고친 한국사례를 발표하기도 했다.

현재 한국MCL 회보는 단행본으로 엮여져 시중에서 판매되고 있다. 건강신문사 발행

김정희 회장은 서울대 생물학과를 졸업하고 서울대 보건대학원에서 보건학 석사학위를 받은 보건의료계의 전문가이자 최고의 지성인으로 국내에 요료법을 처음으로 소개, 대중화를 선도한 선각자이다.

한국의 요료법은 사실상 김정희 회장으로부터 시작됐다고 할 수 있다. 한편 나까오 료이찌 박사는 2003년도에 92세로 타계해 한국의 김정희 회장이 현재 MCL의 주도적인 역할을 하고 있으며 세계적인 요료법 전문가로 인정받고 있다.

2) 생명수KAUT 클럽

강국희 성균관대 교수가 회장으로 있는 생명수 클럽은 요료법의 전문가와 일반인들이 한자리에 모여 자기의 경험담을 발표, 요료법의 효능을 확인하며 건강을 다지는 연구단체이다.

KAUT는 Korean Association of Urine Therapy한국요료법협회의 약자로 지난 1998년 3월에 창립되었다. 생명수KAUT클럽은 성균관대학교의 한 강의실에서 이후 정기적인 건강세미나를 개최하고 있다. 이 세미나는 회원 간의 상호친목 도모 및 요료법에 대한 정보교환 등을 목적으로 하고 있다.

클럽의 주요 활동은 요료법 체험담 간담회, 요료법 학술연구회개최 및 각종 언론매체를 통한 요료법에 대한 홍보, 건강을 위한 상담, 요료법의 효능측정법 확립 등으로 요약된다.

강국희 회장은 일본 동경대에서 농학박사 학위를 받았으며 현재 성균관대학교 생명공학과 교수로 재직 중이다. 대학 강단에서도 요료법을 소개하는 등 요료법 보급에 앞장서고 있으며, 요료법에 대한 과학적인 입증을 위한 연구에도 박차를 가하고 있다.

3) 한국오줌건강운동본부KOREN URINE THERAPHY INSTITUTE

한국오줌건강운동본부는 태초이래 인류가 자신의 오줌을 마시고 몸에 넣고 바르는 등 사람이 생래적으로 지니고 있는 천혜의 자연요법인 오줌건강법요료법. 尿療法 : 오줌요법의 탁월한 건강

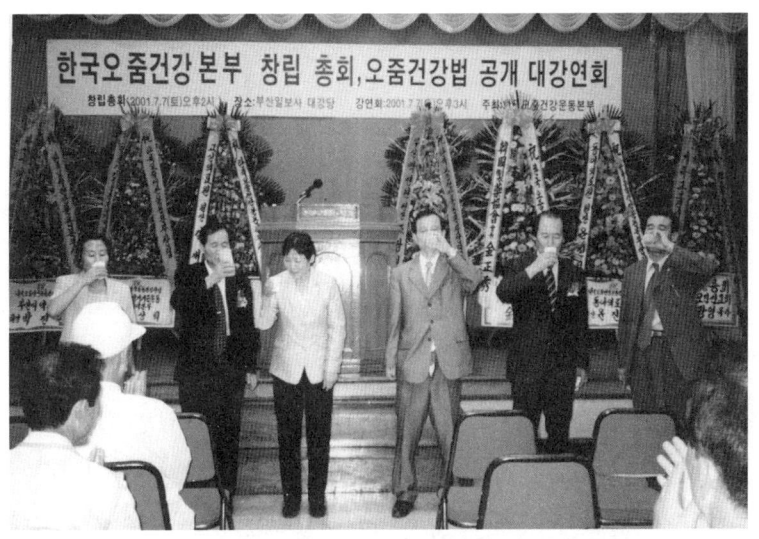

▲ 부산일보 대강당에서 개최된 한국오줌건강본부 창립 총회 및 오줌건강법 공개 대강 연회에서 연사들이 자신들의 오줌을 직접 마셔보이고 있다.

증진효과 및 경이로운 질병치유효과를 한민족은 물론 나아가 전 세계인이 일체의 비용 부담 없이 공유하도록 함으로써, 누구나 스스로 자신의 건강을 지키고 질병을 치유하도록 하여 건강한 장수백세를 누리도록 체계적으로 상시 운동을 전개하는 것을 목적으로 창립되었다.

구체적인 사업으로는 오줌건강국민운동 캠페인 전개, 오줌건강국민운동 강연회 개최, 오줌건강국민운동 홍보지회보·잡지 발간, 오줌건강법 관련 서적 발간, 오줌건강국민운동을 위한 인터넷 웹사이트 운영, 질환자별·기관단체별·자치행정단계별시군구·읍면동 오줌건강국민운동 실천 동호회 조직 등이 있다.

김용태 본부장부산대 약대 졸은 부산광역시 약사회장을 역임하기도 한 약계의 원로로 이미 여러해 전부터 요료법을 실제 질병치료를 위해 실용화한 자연의학계의 선각자이다.

의약인중에서는 우리나라에서 처음으로 환자들에게 질병치료를 위한 치료법으로 접목시킨 분으로 지금도 약국에서 현대의학이 포기한 환자들을 상담하면서 요료법과 식이요법으로 병을 고칠 수 있도록 도와주고 있다.

김용태 약사도 이런 결과를 독일에서 열린 세계요료법학술대회에서 발표하기도 했다.

김정희 한국MCL회장과 함께 한국은 물론 세계적으로도 인정받고 있는 요료법 최고 전문가이다.

4) 국외

인도, 일본, 독일, 프랑스, 브라질, 멕시코, 대만, 중국, 아프리카, 중남미우루과이, 아르헨티나, 파라과이, 니카라과, 루마니아, 이집트, 티벳, 수단 … 등의 국가에서도 요료법이 성행하고 있으며 요료법 관련 단체가 설립되어 있고 국제적인 활동을 하고 있다.

특히 독일과 일본이 요료법에서는 상당히 앞서가고 있다. 독일과 일본의 요료법 실천자 수는 각각 수백만명인 것으로 알려지고 있으며 대만에서도 수십만명이 요료법을 실천하고 있는 것으로 알려지고 있다.

주목할만한 사실은 독일 · 일본 · 프랑스 등 의료선진국에서 오히려 요료법이 훨씬 더 활성화 돼 있으며 실천하는 일반인들도 훨씬 많다는 것이다. 후진국일수록 요료법에 대해 더 거부감이 심하다는 사실은 곰곰히 되새겨 볼 일이다.

2

세계 요료법 학술대회

제 1차 세계요료법학술대회 World Conference on Urine Theraphy는 1996년 인도에서 열렸다. 인도의 요료법 단체들이 주관한 이 대회에는 인도정부의 재정지원도 있었다. 전세계 40여개국에서 약1,500여명이 모인 이 대회에서는 각종 질병에 대한 임상치료 사례 발표가 있었다.

제2차 대회는 99년 5월 13일에서 16일까지 독일의 아름다운 휴양지 게스펠더에서 개최되었는데 전세계 40여개 국가에서 약 400여명이 참석하였다.

이 대회에서 2001년에 열릴 제 3차 대회의 개최국을 브라질로 결정하였으나, 브라질 관련 단체의 사정으로 개최되지 못하고 있다가

2004년 2월에야 개최되었다. 이어 제4회 대회가 2006년에 한국, 제 5회 대회가 2009년 멕시코에서 각각 개최됐다.

1) 제 1차 대회 - 인도

1996년 2월 23일부터 25일까지 인도의 고어Goa에서 개최되었다.

일본, 독일, 미국, 프랑스, 영국, 중국, 대만, 이스라엘 등 40여 개 국가가 참가한 이 대회에는 의사, 교수, 학자, 민간요법 전문가, 언론인 등 1,000여명이 참석했다. 행사경비는 모두 주 정부은행State Bank India이 부담하였으며 일본, 독일, 프랑스, 스위스, 미국, 네덜란드 등이 후원국가로 지정되었다.

이 대회에서 41개 국가의 대표들이 강연을 하였으며 암, 피부질환, 순환기, 췌장, 간장, 호흡기, 정신질환, 갑상선, 안과, 이비인후과, 알러지, 만성질환, 골 질환, 당뇨병, 오줌성분 분석, 천식, 치과질환, 정력증진, 부인과 질환 등의 치료효과가 발표되었다. 그 외에 여러 가지 요료법의 과학적 메커니즘과 5년에서 25년간의 요료법 실천가들의 체험담이 발표되었으며 이에 대한 열띤 토론도 뒤따랐다.

국내에도 당시 언론을 통해 이 대회가 소개됐다.

2) 제 2차 대회 - 독일

1999년 5월 13일부터 16일까지 독일의 조용한 휴양

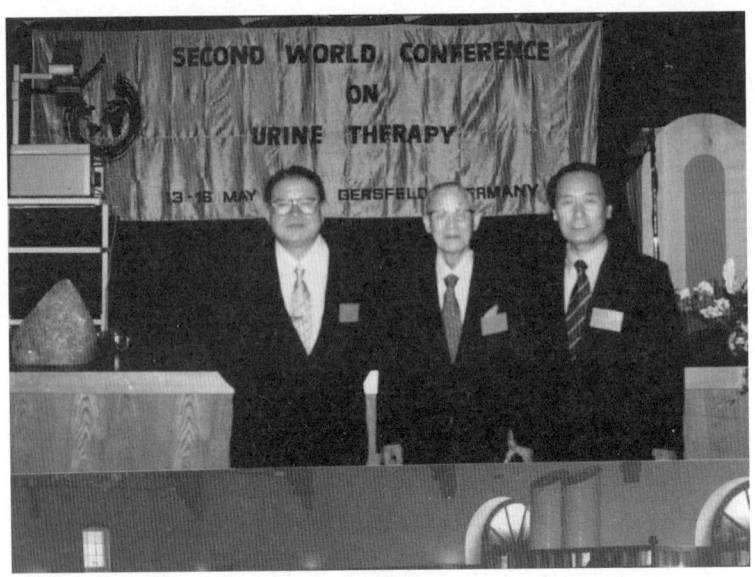

▲ 제 2차 세계요료법 학술대회에 참석한 일본 외과의사 사노원장, 일본 내과 의사 나까오 료이찌 박사, 김용태 전 부산시약사회장(사진 왼쪽부터)

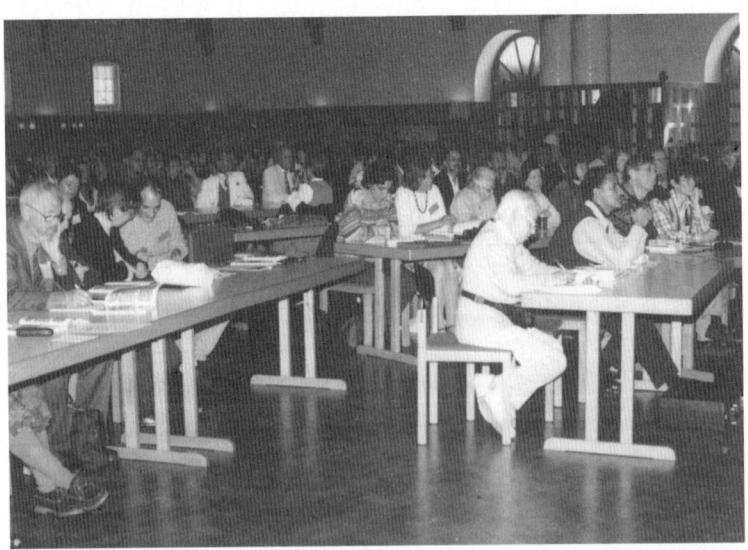

▲ 제 2차 세계요료법 학술대회 대회장 모습

도시 게스펠더에서 개최되었다.

1차 대회때는 참석하지 못했던 한국에서도 한국MCL연구회 김정희 회장과 이해영 총무, 성균관대 식품생명학과 강국희 교수, 부산 김용태 약사, 김기일 박사, 건강신문사 윤승천 사장이 참가하였으며 총 3편의 연구발표를 하였다.

이 대회에서는 임상사례 발표를 한 발표자중 의사가 27명으로 가장 많았고 특히 독일 사람이면 누구에게나 잘 알려져 있는 인기 방송인 토마스 칼멘Carmen Thomas씨의 요료법 특강은 청중을 매료시켰다.

발표된 각종 난치병의 임상치료 사례는 암, 에이즈, 간염, 화상, 냉증, 눈병, 당뇨병, 고혈압, 피부병, 소화기장애, 만성피로, 빈혈, 변비, 치주염, 정력강화 등에 대한 흥미진진한 내용들이었으며 이후 열띤 토론이 전개되었다.

우리나라의 구민회관혹은 시민회관, 군민회관같은 공공기관에서 해당 관청의 전폭적인 지원으로 개최된 것이 특이할만 했다고 참가자들이 전했다.

3) 제 3차 대회 - 브라질

99년 5월 제2차 독일대회에서 차기 2001년 3차 대회의 유치를 위하여 프랑스, 일본, 캐나다, 브라질, 인도가 각축을 벌였으나 최종적으로 3차대회 개최지가 브라질로 결정되었다.

이 대회의 브라질 유치가 결정된 후 브라질 TV에서는 2001년 대회를 위한 홍보가 활발하였고, 자기오줌의 치료법이 새롭게 현대과학의 조명을 받으면서 국민들은 기대와 호기심으로 큰 관심을 보였다. 그러나 브라질 정치와 경제의 현지사정으로 인해 대회는 무기한 연기되었다.

그 후 2004년 2월에야 개최되었다. 이 대회에서 우리나라가 2006년도에 제 4차 대회를 개최하는 것으로 결정됐다.

이보다 앞서 2004년 5월에 일본에서 아시아 요료법학술대회가 한일공동으로 개최키로 결정돼 한국의 여러 요료법 전문가들이 참석키로 하는 등 요료법에 대한 연구가 점점 활성화 되어가고 있는 추세이다.

4) 제 4차대회 - 한국

브라질대회가 2004년도로 연기돼서 개최됨에 따라 우리나라에서 개최키로 한 제 4차 대회도 자동연기되어 2006년도에 개최됐다.

2006년 9월 경기도 가평에서 열린 제 4차 대회는 당시 국내 요료법 관련 단체와 전문가들의 여러가지 문제로 인해 사실상 국내에서는 많이 알려지지 않았다.

5) 제 5차대회 - 멕시코

한국에서 개최된 제 4차대회에서 5차 대회 개최지

로 멕시코가 결정됨에 따라 2009년 5월 멕시코에서 제 5차 세계요료법 대회가 열렸다. 우리나라에서는 강국희 교수가 참석했다.

6) 기타 아시아 대회 - 일본

2004년 5월 일본 동경에서 한국대회에 앞서 아시아요료법 학술대회가 열렸다. 아시아 각국의 요료법 관계자 500여명이 참석하였는데 우리나라에서도 김정희 회장, 김용태 약사, 김기일 박사, 강국희 교수 등 30여명이 참석하여 체험담 등을 발표했다.

건강신문사 윤승천 사장은 독일대회에 이어 이 대회도 동행, 취재했다.

이듬해인 2005년도에는 건강신문사 주최로 서울 코엑스에서 한국요료법 대회가 개최돼 많은 체험사례들이 발표됐다.

부록

요료법에 대한 국내 언론보도

우리나라뿐만 아니라 다른 나라에서도 요료법에 대한 언론의 관심은 끊임없이 이어져 오고 있다.

수많은 자연건강법중의 하나인 요료법에 대해 이렇게 많은 전 세계인들이 관심을 가지며 자신의 체험을 통한 연구를 거듭하고, 또 그러한 내용들을 언론이 꾸준히 보도한 일은 없다.

요료법에 대한 국내 언론보도

우리나라뿐만 아니라 다른 나라에서도 요료법에 대한 언론의 관심은 끊임없이 이어져 오고 있다.

수많은 자연건강법중의 하나인 요료법에 대해 이렇게 많은 전세계인들이 관심을 가지며 자신의 체험을 통한 연구를 거듭하고, 또 그러한 내용들을 언론이 꾸준히 보도한 일은 없다.

다음은 요료법에 대해 소개했거나 기사화한 각종 언론보도내용이다.

89. 10 월간 불광 : 한국MCL연구회 김정희 회장이 요료법 소개

90. 4 건강다이제스트 : 난치병을 치료하는 요료법 김정희

90. 5 건강다이제스트 : 장기능을 활성화시키는 요료법 김정희

90. 7 건강다이제스트 : 오줌의 강정 및 항암작용 김정희

90. 7 주부생활 : 자신의 소변으로 건강을 되찾는다 김정희

90. 11 퀸 : 오줌을 마시면 암도 낫는다 김정희

90. 12 한방과 건강 : 오줌요법

91. 1. 15 조선일보 : 생존 경북호 선원 7명, 먹을 음식 없어 장화에 오줌을 받아 마시면서 견뎌 냈습니다

91. 3. 18 한국일보 : 민간요법 - 오줌 마시기 번진다 송영주 기자

91. 3. 21 후생신보 : 오줌치료법, 일본서 인기

91. 3. 25 의학신문 : 오줌이 난치병 치료효과 있는가?

91. 4. 7 일요신문 : 요료법, 효과 크다 낭설이다 논란

91. 4 여성백과KBS : 만병통치 민간 요법의 특효약(?) 오줌, 하루에 한잔씩 오줌을 마신다.

91. 4 대한생명 : 맥주를 마시듯 오줌을 벌컥 김정희

91. 5. 6 스포츠조선 : 오줌은 단순한 배설물 아닙니다 이종현 기자

91. 5. 8 동아일보 : 오줌 마시기 신드롬 서울의대 김진규 교수, 임상병리학

91. 5 여성동아 : 자신의 소변 마시는 요료법, 과연 효과 있나 홍태숙, 의사신문 편집국장

91. 7 장생 : 기적을 일으키는 요료법 김정희

91. 7. 13 조선일보 : 소변 마시는 일본인 최소 백만명

91. 8 장생 : 요료법 어디까지 믿을 수 있나 김정희

91. 8 건강다이제스트 : 고질적 만성질환을 오줌으로 치료한다 편집자

91. 9 장생 : 과연 오줌은 생명의 물인가 김정희

91. 11 주부생활 : 자신의 소변을 마셔 김정희

92. 3 우먼센스 : 요료법을 실천하여 기적적으로 병을 고친 사람들

92. 9. 21 주간 세이브 : 기적의 건강요법 요료법, 오줌 한잔으로 성인병 고친다

92. 10 장생 : 생명의 물이라 불리는 오줌으로 성인병에 도전하는 요료법 이숙영 기자

93. 3 행복이 가득한 집 : 입에서 입으로 전해지는 요료법, 고혈압, 당뇨병, 에이즈까지 효험봤다는데 자유기고가 정윤정 기자

93. 8 한국약국신문 : 요료법 국내진출 세勢확장

93. 8. 18 조선일보, 한국일보, 동아일보 : 91시간만에 살아 나왔다, 한보탄광 광원 1명, 갱목 – 소변으로 연명

93. 10. 18 한국약국신문 : MCL연구소 요료법 세미나 – '자연치유력과 현대의학 접점' 주제로

93. 10. 21 일간 스포츠 : 요료법, 기적의 건강법인가

93. 10 21 동아일보 : 요료법, 기적의 건강법인가

93. 10. 25 중앙경제신문 : 의학건강, 자신의 오줌 하루 한잔씩, 요료법 효과에 관심

95. 3. 8 서울신문 : 소변은 만병통치인가

95. 3. 9 부산매일신문 : 자기소변요법 '만병통치'

95. 4. 23 일요신문 : 오줌, 편견 버리면 거의 모든 질병에 효과

95. 7. 2 동아일보 : 백화점 붕괴 생환자 윤성희(62세)씨 52시간

생환수기 - 소변을 받아 마셨다

96. 2. 25 동이일보 : 오줌으로 병 고칠 수 있다

96. 2. 25 한국일보 : 자기오줌복용으로 질병치료

96. 2. 25 국민일보 : 사람소변에 암치료 특효물질 - 안티네오플라스톤 단백질 함유

96. 3. 26 국민일보 : 자기오줌요법 선풍, 만병통치 - 마시기, 양치질, 수백만 명이 애용, 의사 등 600여명이 인도의 세계요료법학술대회에서 임상치료 사례 발표
조선일보, 경향신문, 중앙일보, 서울신문, 부신매일신보 등 여러 신문에서 자가소변요법을 소개하면서 만병통치, 인체조직 재생, 암 치료에 특효 등의 내용을 소개하였다.

96. 5. 15 KBS 2TV 아침방송 무엇이든지 물어보세요 - 김익환 선생님고교 교사, 고혈압으로 4번이나 입원, 유언까지 남길 정도로 건강이 악화되었으나 요료법과 자연식으로 지금은 혈압이 정상이다. 하나님이 주신 생명수이기에 아침에 일어나면 1잔 마시고 나머지로 머리감고 세수한다.

96. 6. 10 조선일보 : 암, 소변으로 쉽게 진단, 중국 시액 개발 - 그 자리서 진단

96. 12. 23 MBC 10시 임성훈입니다 : 김정희 회장을 비롯하여 MCL회원들이 출연하여 오줌 마시기, 세수, 양치질하는 모습을 보여 주었다.

97. 5. 30 중앙일보 : 北 주민 소변 받아 약 만든다, 녹십자 혈전증 치료제 현지공장 추진

97. 5. 31 중앙일보 분수대 : 북한 사람의 소변

97. 6. 12 중앙일보 : 평양에 소변활용공장, 녹십자, 北과 합작 합의

98. 4. 1 조선일보 : 임산부 오줌에서 에이즈, 암치료 물질 발견, 미국 매릴랜드 대학 교수

98. 10 SBS 세상에 이런 일이 : 26살 때부터 현재 33세까지 오줌 먹는 사나이 소개 서울 종로구 동숭동 정용관

98. 11. 27 KBS2 TV : 금요 미스터리, 요료법 집중 소개 한국MCL 연구회 출연

98. 12. 25 동아일보 : 오줌요법 본격 연구를

99. 4. 19 EBS 환경과 오줌의 이용

99. 4. 20 SBS 밀레니엄 특급 : 마리린몬로의 맥주 목욕, 양귀비의 요료법 목욕 이야기

99. 5. 30 건강신문 제374호 : 제2차 세계요료법학술대회 화보로 소개

99. 6 월간 건강가이드 건강신문 자매지 : 요료법 화보로 소개

99. 6. 23 한국경제 : 쥐 오줌에서 1g에 1억원하는 값비싼 의약품 백혈병 치료물질생산 - 가톨릭 의과대 교수팀, 소, 돼지의 오줌에서도 가능성이 있을 것이라고 전망

99. 7 서울대학교 동창회보 제256호 : 요료법 소개 - 자기 소변 마셔 암·당뇨 치료한다 한국MCL 연구회장 김정희

99. 8. 19 SBS 라디오 방송아침5~6시 : 유영미 아나운서, 강국희 교수와 요료법 대담

99. 9. 15 세계평화교수협의회 廣場 제209호 : 요료법연구동향강국희

99. 10. 10 http://enviroweb.org/coe/snuffit2/lifewater.html : 요료법하는 키신저 미국 국무장관 사진 소개

99. 10. 18 MBC 화제집중 : 강국희 교수, MCL회원 출연

2000. 1 KBS 건강365월간지1, 2월호 : 요료법 소개

2000. 1. 30 메디컬쇼 人體는 놀라워 : 김정희 회장과 MCL회원 출연 요료법 소개

2000. 3. 24 건강조선 : 요료법 특집 소개강국희 교수

2000. 4. 3 시니어저널 : 오줌을 마시자김정희 씀. 4. 10, 17, 23일 연재

2000. 4 한국대체의학회지 제3권 제1호 : 요료법의 과학성 강국희

2000. 4 복음치유선교회 주최 특별교육에 오줌요법 강의 김정희

2000. 5. 13~14 제6회 요단식 모임 부산
일본 MCL 고미야마 가요코 부회장 참석

2000. 5. 24 수산경로대학에서 오줌요법 강의 김정희

2000. 5 '오줌을 마시자' 출간 김정희, 강국희 공저

2000. 8. 12 북송된 신광수미전향 장기수송별 모임

2000. 9. 5 홍릉교회 노인대학에서 오줌요법 강의 모임

2000. 9. 19 MCL 주최 10년 이상 오줌요법 체험자 모임

2001. 5. 12~13 제 76회 MCL모임 및 제 7회 요단식 모임 경북 왜

관, 일본 MCL고미야마 가요코 부회장 참석

2001. 6. 1 '오줌요법, 암·당뇨·비만을 고친 사람들' 약사 김용태 지음, 건강신문사 발간

2001. 6. 5 AFP 연합뉴스 '중국인 300만명 건강·장수 위해 자기 오줌 마셔' 보도

2001. 7. 7 오줌건강법요료법 공개 대강연회 개최 부산일보 대강당 : KUTI 주최

2001. 7. 7 비영리민간단체 한국오줌건강운동본부 창립총회 개최 부산일보사 대강당 : KUTI 주최

2001. 7. 24 MBC TV 생방송 '화제집중'_MCL연구회원의 요료법소개

2001. 9. 5 MBC TV 생방송_'와!e멋진세상' 중국 주금부 소개

2001. 11. 4 SBS TV 방송 '호기심천국' 민간요법 김정희 외 MCL 회원

2002. 5. 11~12. MCL건강연구회원 제8회 요단식모임 충청도 온양

2003. 8. 23 한국MCL건강연구회 제100회 기념 모임, 일본 고미야마가요코, 김태수, 김용태, 강국희 교수 등 축사

2003. 11. 5 MBC TV 방송에서 '와~e멋진세상'에서 중국사람들의 천하제일의 건강요법 요료법 소개

2004. 1. 20 '기적을 일으키는 요요법' 1,2,3권12년간의 한국MCL건강연구회 회보 합본 출간 : 건강신문사

2004. 2 제 3회 세계요료법대회브라질 강국희 교수 참석

2004. 5. 20~21 아시아유린헬스넷워크 제1회 동경대회한국인

　　　　27명 참가

2004. 6. 14 MBC TV생방송 '화제집중' 강종성 출연

2004. 7. 7 iTV 웰빙요료법 김기원 박사, 한국MCL건강연구회 김정희, 이해영, 백현진, 조희자 등 출연 소개

2004. 9. 16 경기도 분당 코오롱트리폴리스 노인회 요료법 강의 김정희

2004. 10. 16 요료법에 관한 의사 집담회_ 성동윤 의사, 김혜경 의사, 진정희 의사, 전세일 의사 참석

2004. 10. 30 OK헬스건강프로그램 요료법 강의 김정희

2004. 12. 24 요료법 국민건강정책 세미나 국회의사당

2005. 1. 8 한국MCL건강연구회 제115회 모임 분당

2005. 5. 15 제 4회 세계요료법대회 준비 한일조직위원회 심포지움 성균관대학

2005. 5. 30 건강신문사 창립14주년기념 한국요료법 대회나까오 선생 비디오상영 : 코엑스 대강당

2006. 4월 자연치유력을 높여주는 오줌요법 월간 '불광' 김정희

2006. 9. 15~17 제 4회 세계요료법대회 한국 경기도 가평 개최

2007. 5. 9 일간스포츠 아침에 누는 첫 오줌 묘약이네 김천구 기자

2009. 5 제 5회 세계요료법대회 멕시코 강국희 교수 참석

2009. 2. 12 MBC TV 방송 나는 이상한 사람과 결혼했다 오줌 마시는 아내

2009. 4. 11 제 157회 한국MCL건강연구회 모임 경기도 분당

2010. 7. 10 제 167회 한국MCL건강연구회 모임 경기도 분당

● 세포를 재생시켜 난치·불치병을 치료하는

야채즙
과일즙

노먼 워커 지음 | 김태수·윤승천 역

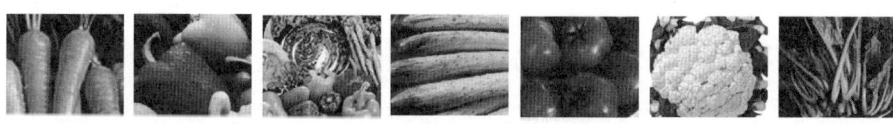

당뇨 | 암 | 고혈압 | 뇌졸중(중풍) | 치매 | 관절염 | 류마티스 | 간염 | 간경화 | 백혈병 | 좌골신경통
불면증 | 여드름 | 무좀 | 동맥경화 | 다발성경화증 | 궤양 | 심장병 | 감기 | 천식 | 통풍 | 갱년기장애

기적을 일으키는 야채즙·과일즙 만드는 법과 효능
당신도 스스로 병을 고칠 수 있다!!

건강신문사
www.kksm.co.kr

현대의학의 오만과 독선을 끝까지 파헤쳐
막스거슨박사의 암 치료법을 세상에 알린
한 신문기자의 진실추적기록!

막스거슨 박사의
암치료 비법

S.J. 호트 지음 / 김태수 옮김

현대의학은 위선의 가면을 벗어라!!

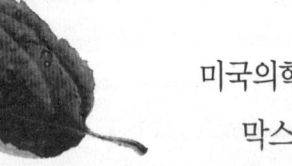

미국의학계는 왜 암을 고치는
막스거슨박사의 치료법을
감추려고 했을까?

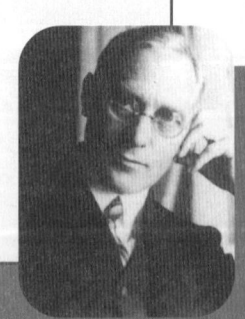

건강신문사
www.kksm.co.kr

2개월 시한부
말기간암을 고치고
28년째 살고 있는 김응태씨의

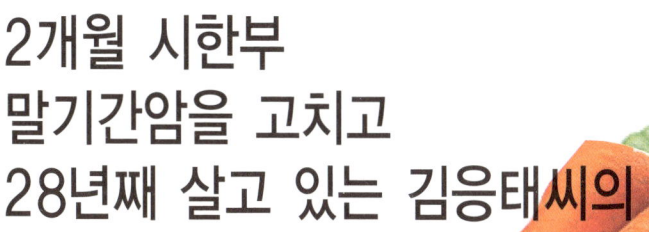

간질환(간염, 간경화, 간암) 고치는

기적의 식이요법

김응태 지음

건강신문
권장도서

건강신문사
www.kkds.co.kr

전세계 자연의학의 선구자 폴씨브래그 박사의 강력한 신경력 증진법!

중추신경
자율신경
강화법

신경쇠약 · 자율신경실조증 · 우울증 · 갱년기장애 · 만성피로 · 긴장 · 신경과민 · 근심 · 걱정 · 불안 · 공포 · 두려움 · 공황장애 · 불면증 · 스트레스 · 노이로제 · 강박증 · 각종 신경성 증후군 · 의기소침 · 정신질환 · 알콜 · 마약중독 · 변비 · 정서불안정 · 틱장애 · 주위산만 · 정신지체 · 정신박약 · 자가면역질환 등의 **강력한 자가치료 및 예방법**

폴씨브래그 박사 지음
한국자연건강학회 회장 **김태수**
의료평론가 **윤승천** 번역

스스로 몸과 마음을 고치는 자연의 법칙

이 책을 읽게 되면 귀하도 건강 · 장수 · 행복을 누리는 삶의기술을 터득할 수가 있다

건강신문사
www.kksm.co.kr